吃好三顿饭就是「特效药」

用好这本书，就能吃好三顿饭，让身体健康不生病。

杨维建 ◎ 编著

编委：张勤修 徐浩

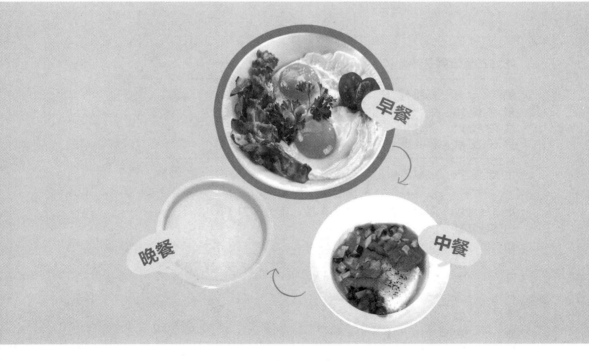

早餐

晚餐

中餐

俗话说："民以食为天。"因此，

「吃好一日三餐，是养生的基础。」

江苏凤凰科学技术出版社

图书在版编目（CIP）数据

吃好三顿饭就是特效药 / 杨维建编著 . -- 南京：
江苏凤凰科学技术出版社 , 2015.10
ISBN 978-7-5537-5616-5

Ⅰ.①吃… Ⅱ.①杨… Ⅲ.①食物养生—基本知识
Ⅳ.① R247.1

中国版本图书馆 CIP 数据核字 (2015) 第 257950 号

吃好三顿饭就是特效药

编　　　者	杨维建
责 任 编 辑	刘　强　　孙连民
责 任 校 对	郝慧华
责 任 监 制	曹叶平　　方　晨

出 版 发 行	凤凰出版传媒股份有限公司
	江苏科学技术出版社
出版社地址	南京市湖南路 1 号 A 楼，邮编：210009
出版社网址	http://www.pspress.cn
印　　　刷	北京建泰印刷有限公司

开　　　本	710mm×1000mm　　1/16
印　　　张	15
字　　　数	160 千字
版　　　次	2016 年 1 月第 1 版
印　　　次	2016 年 1 月第 1 次印刷

标 准 书 号	ISBN 978-7-5537-5616-5
定　　　价	35.00 元

图书如有印装质量问题，可随时向我社出版科调换

前　言

　　"民以食为天"，从古到今对于中国人来说都是一句至理名言。古时候，"十年寒窗无人问，金榜题名做状元"的目的，无非就是"千里做官，为了吃穿"，即使涉及到国家治理，也常常用一日三餐作比，作宰相被称作"和羹调鼎"，形容治国之难就说"治大国如烹小鲜"。即便是流传千年的礼仪礼数，说白了，其核心内容也不过是教人在一日三餐的时候如何"有品"。

　　即使再高傲冰冷的人，只要闻到自己熟悉的三餐的味道，看到厨房温暖的火焰，总会不自觉地温和、柔软下来。就连大才子金圣叹，给自己儿子取的名字"梨儿、莲子"都是三餐常见的蔬果，他在临终之前，嘱托长子的"要事"都是"花生米与豆腐干同嚼，有火腿滋味"。由此可见，对于中国人来说，人生无大事，但是一日三餐绝对是大事当中的大事。

因为千百年重视的缘故，中国人的一日三餐自然形成了系统的理论，即使是最简单的一天三顿饭，也要讲究五味五色五香之说。所谓五味，辛酸苦辣甜；五色，赤金青白黑；五香，大料，桂皮，花椒，丁香，陈皮。中国人的一日三餐不但可以解馋痨、填肚子，而且可以食补、食疗。

南甜北咸，东辣西酸，每个人对于美食的追求都有自己的爱好，有些人的爱好在大众看来甚至有些偏执，这些都无可厚非，可是我们必须清醒认识到，每种欲望的满足都要付出代价，口腹之欲也是一样，肆意放纵的后果，就是患上各种慢性疾病，使得自己饮食受到很多限制。

因此，满足口腹之欲容易，但是要真正吃好一日三餐，则需要理性和智慧。

吃好一日三餐，不仅仅要根据自己的身体状况精选细烹，还要用好的心情耐心品味，同时还要拒绝很多不良的诱惑，从这个层面上说，能把一日三餐吃好的人，不但能让自己不生病，而且还可以提升自己的生命的质量。

如果你是个热爱生活、热爱美食的人，那么就不妨从这本书开始，根据自己的实际情况，将书中理念、对美食和对生活质量的追求一一运用到三餐当中，在逝水年华当中，从一点一滴开始坚持提升自己的生活质量，最终乐以忘忧，不知老之将至。

目　录

第三章　午餐搭配好，疾病不来找

第四章　吃好晚饭，神清气爽地迎接下一个朝阳

第五章　药食共用，让你更健康

第六章　根据四季吃三餐，五脏协调不生病

第七章　选择零食要谨慎

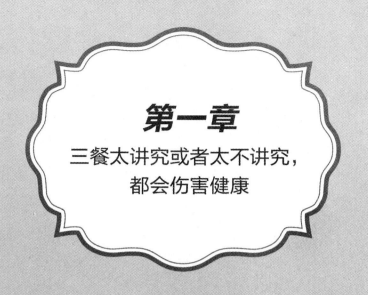

第一章
三餐太讲究或者太不讲究，都会伤害健康

　　提起三餐饮食不当，大家也许会联想起那些因为工作关系经常不按时吃饭，以及经常在外吃饭、三餐营养不均衡的人。其实，三餐饮食不当包含两个含义：一是三餐饮食没有规律，或者在营养方面存在较大问题；二是三餐饮食过于谨慎，过分的少油少调料，以至于三餐饮食中的能量不能满足人日常活动的需要，造成长时间的低血糖甚至营养不良。

　　因此，三餐饮食不当的含义，不仅仅包括因为不重视饮食导致的营养不均衡，而且包括过分"讲究"而导致的营养不良。为了帮助大家改变错误的三餐习惯，本书在第一章将为大家细致地阐述一个最"平民化"的观点：吃饭固然要在意一点，但是无须过于谨慎，那些"公认的"相克，其实没那么危险。

饭桌不是讲"法"的地方

　　几年之前，一部名为《双食记》的电影风靡一时，电影中的男主人公的妻子，为了惩戒出轨的男主人公，设计与"小三"合谋制作了一道又一道相克的大餐，最终导致男主人公慢性中毒。相信，所有看过电影的人们都会发出这样一个感慨：原来食物相克这么可怕！

　　随着生活水平的提高，人们对饮食卫生和食品安全的关注度也日益提高。尤其是对于食物的宜忌和食物之间的相互搭配，更是讲究到了极点。很多人，尤其是一些注重饮食营养和饮食健康的老年人，甚至会在每天做饭之前研究食物搭配，然后根据食物的禁忌小心翼翼地进行烹饪，这样做，不仅仅失去了享受食物本身的乐趣，而且必然会导致食物风味和品相变差，最严重的是，还会令人食欲不振，甚至会导致各种各样的吸收和消化问题。

　　其实，饭桌本来就不是讲"法"的地方，下面我们为大家一一破解那些关于食物法则的传说和流言。

食物"相克"的基础是剂量和时间

　　前不久，在网上有这样一个帖子：某个年轻人快被父母逼疯了，但是被父母逼疯的原因不是逼婚，也不是逼着去相亲，而是父母每餐饭之前，都要拿出一本"养生秘籍"，一点点核对什么食物之间是相克的！万般无奈之下，年轻人只得跟着父母每天吃些没滋没味的"健康食

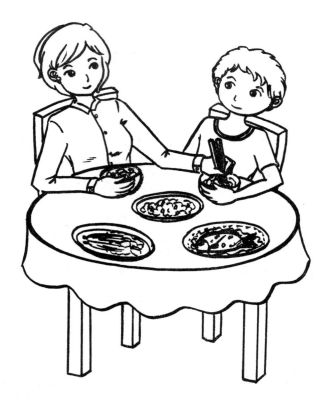

品"，"觉得生活都无趣"了。

瑞士古代炼金术士、当时著名的医生巴拉塞尔士曾经说过这样一句名言："所有的物质都是毒物。"

这句话的真实含义就是，所有一切物质，都有可能对特定人群造成危害，但是只要剂量足够小，就不会产生任何问题。举个最极端的例子，牛奶是我们最常见的食物，但是很多人可能不知道，全中国有一半以上的人有乳糖不耐受症，俗称牛奶过敏，但是，绝大多数有乳糖不耐受症的人只要不是在短时间内进食大量的奶制品，一般是没有症状的。

说句题外话，除了食物相克之外，更让现代人尤其是老年人担心的是食品添加剂。很多人认为，只要添加了化学制剂，就会对人体健康造成很大的危害。事实上，化学制剂不仅可以增加食物的风味和口感，而且可以延长食物的保质期，这其实是在另外的一个角度上保证了食品的安全性。从某种意义上说，如果没有了食品添加剂，现代食品工业将不复存在。

言归正传，接下来，我们就为大家——破解几个关于食物相克的传说。

食物相克之谣言粉碎机

谣言之一：牛奶与香蕉同食腹泻

很久以来，在民间一直流行一种说法，那就是香蕉与牛奶一起食用会导致腹泻，而且很多所谓"专家"解释起来还有鼻子有眼的：香蕉性寒，牛奶性温，一起食用，两者会在肚子里面"打起来"，从而导致腹泻。但是，事情就怕倒过来想，既然牛

奶和香蕉性质相反，那么一起食用不是恰好相互中和了吗？

事实上，在日常生活当中，我们不但可以喝到牛奶和香蕉混合制作的饮料，而且还能吃到以香蕉和牛奶作为主要成分制成的蛋糕，但是只要这些食物本身不存在食品卫生问题，就不会造成腹泻。

谣言之二：鸡蛋和豆浆一同食用会中毒

某些专家会这样告诉你："豆浆中含有一种胰蛋白酶抑制物，这种物质会抑制蛋白质的吸收，导致蛋白质在人体当中堆积，甚至于中毒。"

这根本就是无稽之谈，我们暂且不说豆浆当中有没有胰蛋白酶抑制物，单单说蛋白质堆积的问题，大家可以想象一下，作为一个健康人，即使我们的身体无法消化蛋白质，也不至于让蛋白质在我们的身体内部堆积到导致我们中毒的地步。

事实上，豆浆当中，的确含有微量的胰蛋白酶抑制物，但是根本不足以对人体健康造成影响。不过一次性大量摄入蛋白质，会给我们的消化循环系统造成巨大负担，可能会感觉不舒服。

但是，不管怎样，日常生活中的我们，还是不要用豆浆来冲鸡蛋花吃，因为热豆浆的温度根本不能起到对鸡蛋充分加热杀菌的作用，而鸡蛋本身表面有很多气孔，所以用豆浆冲鸡蛋特别容易引起腹泻，最好的食用办法就是，两者分别煮熟，然后一起食用。

谣言之三：维生素 C 和虾一起吃等于砒霜

在电影《双食记》中有个这样的桥段：男主角吃了虾，又吃了大量维生素 C，不久就砒霜中毒了。但是，根据科学测算，正常的虾中的砷含量很低，一般 10 千克才含有 1 毫克砷，想要出现中毒症状，至少要吃上百千克的虾，还要同时摄入足够多的维生素 C，而且这两者还必须在你体内充分发生化学反应才可以，何况人体的自然保护机制，决定了人体内根本不能让这二者充分发生化学反应，而且也没人把维生素 C 当饭吃，这就意味着，即使你吃完虾之后，还吃了两片维生素 C 也不用去担心砒霜中毒。

谣言之四：菠菜与豆腐同食会缺钙

菠菜当中，含有大量的草酸，单独吃不加处理的菠菜，必然导致草酸摄入过量，并且会与肾脏中的钙质结合，甚至会沉积造成结石，给肾脏造成很大的负担甚至危害。但是，如果你吃菠菜的时候吃了钙含量较高的虾皮或者豆腐的话，草酸提前与钙质结合成人体不能吸收的草酸钙，进而通过肠道排出体外，反而是对自身钙质的一种保护。再者，补钙也不在于这一两顿饭。

不过，即使是这样，在食用菠菜的时候，最好用滚水烫一下菠菜，然后将菠菜当中的汤汁尽量地挤干，这样不但可以去掉菠菜苦涩的味道，而且能够有效去掉菠菜中的草酸。因为这种有害无益的东西，我们还是摄入得越少越好。

谣言之五：红白萝卜一起吃会中毒

众所周知，白萝卜当中含有大量的维生素 C，也正因为白萝卜富含维生素 C，在 SARS 期间甚至被炒成了高价，但是可能很多人不知道，在红萝卜当中，含有一种可以破坏维生素 C 的酶类，因此很多人认为：红白萝卜一起吃会导致中毒。

类似的谣言，还有黄瓜与柑橘、西红柿、辣椒不能一起食用等等。

事实上，绝大部分蔬菜当中都含有可以破坏维生素的酶类，但是在烹饪过程中，由于加热或者酸碱性的缘故，这些酶类早就在烹饪过程中失去活性了，所以这些酶类也不会对蔬菜中的维生素造成太大的危害。退一万步讲，即使偶尔少吸收一顿饭里的维生素 C 又怎么了？难道一个人饮食起居中所需要的全部的维生素 C 都依靠这么一顿饭吗？

由此可见，绝大多数的食物相克，其实都是因为影响食物当中的某种物质的吸收，即使会产生毒素也不至于致死人命。但是，再次郑重提醒读者，我们这里所说的是食物，如果您正在服用药物的话，请务必在医生的建议指导下，对日常饮食做出调整。

营养补充剂可以代替食物吗

随着社会竞争和工作压力的日益加重，很多年轻人往往会出现各种各样的问题，有不少人秉持着"有病防病，没病健身"的观点，自行补充一些营养补充剂，例如钙片，维生素等等。甚至还有些不良商家宣称，只要多多食用这些保健品，甚至连饭都不用吃了，在这种无良商家的误导之下，不少老年人服用的保健品少则一两种，如钙片、维生素 E 等，多则四五种，维生素 C、B 族维生素、复合维生素齐上阵，一吃就是一把。

其实，营养物质在人们的日常饮食中普遍存在，只要我们在日常生活当中将粮食、蔬菜、水果等搭配好了，就可以得到充足的营养，一般情况下不需要特别服用营养补充剂，更不能仅仅依靠服用维生素之类的保健品来满足人体一天的需要。盲目补充各种营养保健品，很容易导致维生素服用超量。比如过量服用维生素 A，可能发生骨骼脱钙、关节疼痛，加重肝脏的负担；大剂量长期服用维生素 E，则会引起血小板聚集，形成血栓。即使是在人体内代谢较快的维生素 C，如果长期大量服用，也有引起败血症的可能。

最重要的是，营养补充剂，绝对不可能代替天然食物，因为任何一种天然食物，除了含有那些已知的营养素之外，还含有很多未知的、对人体有益的成分，而这些是在营养补充剂当中无法摄取的。

因此，在营养补充剂的选择上，建议大家最好不要自行选择，可以去医院做一个简单的检查，请医生诊断，确认有某种维生素缺乏时，才需要针对性地补充。比如肠胃不好、胃口差，可以补充维生素 C；骨质疏松、腿脚不好，可以补充维生素 D 和钙片。如果担心无法摄取到足够的营养素，老年人可以适当选择正规的复合维生素每天服用，没必要选择太多种类，更不能用营养品代替正常三餐。

吃的情绪比吃的内容更重要

提起吃好饭，人们关注的无外乎营养与安全。可人们却往往忽略了重要的一点：好的进食情绪是吃好饭的前提和基础。

现代科学研究显示，吃饭时的心情与人的健康状况有很大关系。研究显示，吃饭时情绪不好，会导致胃肠蠕动减慢、消化液分泌降低、腹部饱胀不适等症状。

大量临床医学数据表明：现代人胃病发生大大增加，一方面是因为进餐不规律，另一方面与人们就餐时心情紧张、情绪不佳有关。长期一个人用餐，往往狼吞虎咽，随便凑合，甚至造成肠胃疾病的发生。除此之外，家人或者同事一起吃饭时也要尽量避免谈论不愉快的话题，否则不利于食物消化。

日常生活中，很多人都会有这样的体会，跟不喜欢的人一起吃饭，压抑和焦虑的情绪甚至会带进饭菜里，任凭什么佳肴也会让人食不甘味。也有人中午懒得出办公室，往往凑合着叫个外卖，在办公室对着电脑匆匆吃下，吃完后才觉得腹胀难受。这些都证明了吃饭时的情绪与身体感官乃至身体健康的密切关联。

在现代社会当中，很多女士为了保持身体的曲线，可谓煞费脑筋。其实，要想避免发胖，不仅在于吃什么和不吃什么，还在于吃饭的心理和情绪，因为不良的心理原因，更易导致吃进去的食物进入体内后堆积，进而形成脂肪。

忧思的情绪会损伤脾胃运化水谷的功能，思虑使气"结"而不行，从而妨碍脾升清降浊的转运能力。一方面身体无法吸收到充足的营养，另一方面，食物转化的糟粕不能及时顺降排出体外，便会和腑气夹杂在一起，存留于肠道。日久便容易形成脂肪堆积在腰腹，使腹部膨隆突出，同时容易产生胃脘部痞闷胀满、胃痛、便秘、嗳气等消化道的症状。

随着社会竞争日益激烈，上班族工作压力日益增大，加之思虑不断，不少人往往吃饭的时候也处于紧张的思考状态之中，也有部分人经常带着沮丧、愤怒等不良的情绪进餐。这样都会影响脾胃的功能，使食物更多地变为糟粕贮存在体内，成为发胖的基础。

因此，进餐前主动调整好情绪，给脾胃创造出一个良好的心理环境，带着轻松愉快的心情进食，这样脾胃才能更好地吸收食物精华，使肠道里的糟粕随着腑气更好地降下去，不致存留下来形成脂肪而致发胖，同时也不容易产生胃肠道的不适感。

为了身体健康，无论工作多忙，到了吃饭时间，都该放下手中的工作和烦心事。约几个同事到食堂或餐厅，一边吃一边聊聊开心的事情。或者自己一个人进餐时听听舒缓愉悦的音乐，心情好了，才能让肠胃工作更好，让你吃得更健康。

吃饭谨遵"膳食平衡宝塔"

所谓膳食平衡宝塔，是我国权威营养机构根据我国居民的身体结构和饮食习惯所制定的饮食结构，在这个饮食结构当中，主要倡导的是食物多样：以谷类为主，多吃蔬菜、水果和薯类，常吃奶类、豆类或其制品，经常吃适量鱼、禽、蛋、瘦肉，少吃肥肉和荤油；同时，膳食结构

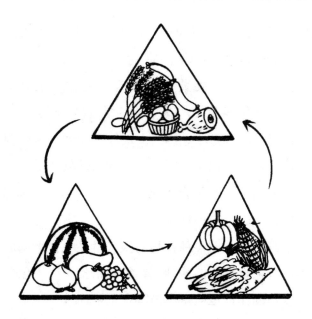

宝塔在此基础上倡导膳食要清淡少盐，饮酒应限量。除此以外，膳食宝塔还倡导食量要与体力活动相平衡，避免体重过重或者过轻。最后倡导食物应清洁卫生，不变质。

无论是从专业角度上讲，还是从其他角度分析，膳食平衡宝塔，不仅适用于所有健康的中国人，甚至一点不夸张地说，膳食平衡宝塔适用于绝大多数黄种人（因宗教信仰对饮食有严格禁忌的人除外）。

确定你自己要吃什么

膳食平衡宝塔适用于一般健康成人，但是在具体应用时要根据个人年龄、性别、身高、体重、劳动强度、季节等情况适当调整。青年人、劳动强度大的人每天消耗能量多，应适当多吃些主食或者脂肪含量较高的食物，尤其是夏季从事户外作业的人群，还应该适当饮用盐开水以补充流失的盐分；年老、活动少的人需要能量少，可少摄入主食和盐分。

其实，在生活当中，不同的人群每天需要的能量也不同，从事轻微体力劳动的成年男子如办公室职员等，可参照中等能量（2 400 千卡）膳食来安排自己的进食量；从事中等强度体力劳动者如钳工、卡车司机和一般农田劳动者可参照高能量（2 800 千卡）膳食进行安排；不参加劳动的老年人可参照低能量（1 800 千卡）膳食来安排。

女性一般比男性的食量小，因为女性体重较轻及身体构成与男性不同。女性需要的能量往往比从事同等劳动的男性低 200 千卡或更多些。

一般说来人们的进食量可自动调节，当一个人的食欲得到满足时，他对能量的需要也就会相应地得到满足。

平衡膳食宝塔建议人们各种食物的摄入量是一个平均值或比例，也就是说，在不违背宗教信仰的基础上，每日膳食中应当包含宝塔中的各类食物，各类食物的比例也应基本与膳食宝塔一致。

生活中，我们不必每天都样样照着"宝塔"推荐量吃。例如烧鱼比较麻烦就不一定每天都吃 50 克鱼，可以改成每周吃 2～3 次鱼，每次 150～200 克较为切实可行。实际上平日喜吃鱼的多吃些鱼，愿吃鸡的多吃些鸡都无妨碍，重要的是一定要经常遵循宝塔各层各类食物的大体比例即可。

同类互换，调配出丰富多彩的膳食

人们吃多种多样的食物不仅是为了获得均衡的营养，也是为了使饮食更加丰富多彩，以满足人们的口味享受。这也是前文当中为什么说那些营养补充剂永远不能代替食物的原因之一。

假如人们为了营养每天都吃同样的肉、豆、坚果等等，难免久食生厌，再加上某些人由于饮食习惯的影响，很多时候没来由地对某种食物具有排斥心理，甚至见到这种食物就会没了胃口，那么合理营养也就无从谈起了。

实际上，食物有许多的品种，虽然每种食物都与其他食物不完全相同，但同一类中各种食物所含营养成分往往大体上近似，在膳食中完全可以互相替换。

所谓应用平衡膳食宝塔，就是把营养与美味结合起来，然后按照同类互换、多种多样的原则调配一日三餐。同类互换就是以粮换粮、以豆换豆、以肉换肉。例如大米可与面粉或杂粮互换，馒头可以和相应的面条、烙饼、面包等互换；大豆可与相当量的豆制品或杂豆类互换；瘦猪肉可与等量的鸡、鸭、牛、羊、兔肉互换；鱼可与虾、蟹等水产品互换；牛奶可与羊奶、酸奶、奶粉和奶酪等互换。

除了可以同等食物互换之外，还要注意日常饮食的多样化，所谓多样化就是选用品种、形态、颜色、口感多样的食物，变换烹调方法。例如每日吃50克豆类及豆制品，掌握了同类互换多种多样的原则就可以变换出数十种吃法。可以全量互换，全换成相当量的豆浆或薰干，今天喝豆浆、明天吃薰干；也可以分量互换如1/3换豆浆，1/3换腐竹、1/3换豆腐，早餐喝豆浆、中餐吃凉拌腐竹、晚餐再喝碗酸辣豆腐汤。

要合理分配三餐食量

虽然现在提倡少食多餐，但是就目前形势来看，我国多数地区居民还是习惯于一天吃三餐。三餐食物量的分配及间隔时间应与作息时间和劳动状况相匹配，一般早、晚餐各占30%，午餐占40%为宜，特殊情况可适当调整。通常上午的工作学习都比较紧张，营养不足会影响学习工作效率，所以早餐应当是认真对待的一顿饭。早餐除主食外至少应包括奶、豆、蛋、肉中的一种，并搭配适量蔬菜或水果。

要因地制宜充分利用当地资源

我国幅员辽阔，各地的饮食习惯及物产不尽相同，只有因地制宜充分利用当地资源，才能有效地应用平衡膳食宝塔。例如牧区奶类资源丰富，可适当提高奶类摄取量；渔区可适当提高鱼及其他水产品摄取量；农村山区则可利用山羊奶以及花生、瓜子、核桃、榛子等资源。在某些情况下，由于地域、经济或物产所限无法采用同类互换时，也可以暂用豆类替代乳类、肉类；或用蛋类替代鱼、肉；不得已时也可用花生、瓜子、榛子、核桃等干坚果替代肉、鱼、奶等动物性食物。

要养成习惯，长期坚持

膳食对健康的影响是长期的结果，所以，膳食营养必须要坚持不懈，才能充分体现其对健康的重大促进作用。

除此之外，在饮食过程中，我们还要注意粗细搭配。所谓粗细搭配，包括以下两方面内容：一是要适当多吃一些传统的粗粮，即除了大米、白面这些细粮以外的谷类及杂豆，包括小米、糙米、高粱、玉米、荞麦、燕麦、薏米、红小豆、绿豆、芸豆等；二是要适当增加一些加工

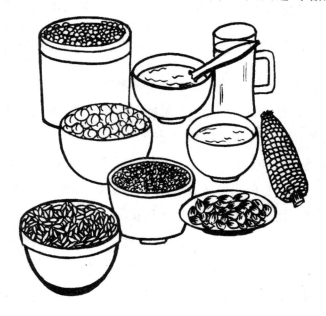

环节少、精度低的米面。这些所谓的粗粮当中不仅含有大量营养物质，而且有促进肠胃蠕动，净化肠胃的作用。

营养膳食的各种平衡关系

我们的祖先很早就已经注意到人们的饮食与医疗、健康之间有着非常密切的关系。早在 2000 多年前的有关典籍中就有了记载，如《黄帝内经·素问》中将食物分为四大类，并以"五谷为养，五果为助，五畜为益，五蔬为充"来代表每一类食物的营养价值和在膳食中的合理比例。还提出了"饮食有节……。饮食以时，饥饱得中"等观点。但在历史发展的长河中，亦出现过各种偏见。有些人一谈起营养，就强调多吃鱼、肉、蛋、奶等动物性食品，认为这类食品吃得越多营养就越好，这是不符合平衡膳食的观点的。人体对营养素的需求是多方面的，而且有一定量的要求，经常食用过多的动物性食品，对人体健康没有好处，还会成为某种肿瘤和心血管疾病的诱因。还有人认为，食物越珍稀，营养就越好，这种对营养物质的认识也不够全面。因为，从营养角度来看，食物的营养价值与价格不总是平行的，相反，有的价钱便宜的食物，其营养价值反而较高，如常见的胡萝卜与冬笋等。营养摄入要平衡，否则就会影响身体健康，甚至导致某些疾病发生。

由此可见，膳食平衡，对于我们的身体健康非常重要，所以，了解乃至掌握营养平衡的特点以及内容对我们的身体健康有很大的益处。

营养平衡的特点以及内容

所谓营养平衡，也就是要求人们通过膳食得到人们所需要的全部营养，而且既有足够的数量，又有适当的比例。概括起来，人体对营养的最基本要求包括：

1. 构成身体组织，供给生长、发育及组织自我更新所需要的材料。

2. 供给热量和能量，使其能维持正常体温，满足生理活动和从事劳动的需要。

3. 保护器官机能，调节代谢反应，使身体各部分能正常工作。

食物的营养功用是通过它所含有的营养成分来实现的，这些有效成分就叫营养素。它们包括：蛋白质、脂肪、碳水化合物（又叫糖类）、维生素、矿物质（微量元素），以及水和食物纤维。

目前已知人体必需的物质约有 50 种左右。可却没有一种食品能按照人体所需的数量和所适宜的配比提供营养素。因此，为了满足人体营养的需要，必须摄取多种多样的食品，找出最有益并且可口的食品配比。事实证明，健康人按照科学建议数量摄入营养素，未见营养缺乏症。

膳食所提供的营养（热能和营养素）和人体所需的营养恰好一致，即人体消耗的营养与从食物获得的营养达成平衡，这称为营养平衡。

那么，怎样才算营养平衡合理呢？从营养学观点来看，营养平衡合理就是一日三餐所提供的各种营养素能够满足人体的生长、发育和各种生理、体力活动的需要，也就是膳食调配合理，达到膳食平衡的目的。主食有粗有细，副食有荤有素，既要有动物性食品和豆制品，也要有较多的蔬菜，还要经常吃些水果。这样，才能构成合理营养。

除此之外，要身体健康，首先，必须在人体的生理需要和膳食营养供给之间建立平衡的关系，也就是平衡膳食。

平衡膳食需要同时在几个方面建立起膳食营养供给与机体生理需要之间的平衡：热量营养素构成平衡，氨基酸平衡，各种营养素摄入量之间平衡及酸碱平衡，动物性食物和植物性食物之间的平衡。

唐代医药学家孙思邈曾经在医术中提过这样一个观点：不吃杂食，单吃白米，容易得脚气病（或叫维生素 B 缺乏症）。人们通过长期实践认识到，没有任何一种天然食物能包含人体所需要的各类营养素。即使像乳、蛋这类公认的营养佳品，也难免"美中不足"。如婴儿赖以生长的乳类食品缺乏铁质。半岁婴儿如不适时增补铁质的辅食，就会发生营养性贫血。又比如鸡蛋，蛋白质类营养可谓"丰富"，但缺乏人体所需要的维生素 C。所以单靠一种食物，不管数量多少，都不可能维护人体健康。这就意味着，吃饱了肚子并不意味着营养足够，除非所吃进的食物含有人体所需要的各种营养成分。反过来也一样，质虽精但量不足，同样不可能维护健康、促进生长。

因此，要保证合理营养，食物的品种应尽可能多样化，使热量和各种营养素数量充足、比例恰当，过度和不足都将造成不良后果。营养过度，其后果比肥胖本身还严重。营养缺乏会造成营养性水肿，以及贫血、夜盲、脚气病、糙皮病、坏血病、佝偻病等一系列疾病。总之，营养不良（过度和缺乏）所造成的后果是严重的。因此，饮食必须有节，讲究营养科学。

那些常见的伤害身体的吃法

进食快餐也伤肾

快餐因为方便，已经成为现在许多年轻人的就餐选择。固然，大多数人都知道经常吃快餐对身体不好，而且容易发胖，但大多数人并不知道，快餐吃多了，最受伤的是肾脏。

之所以快餐会损伤肾脏，主要原因是大多数快餐属于高热量高蛋白的食物，吃得过多会导致体内的血尿酸浓度升高，正如前文中所说，肾脏是人体重要的负责排泄废物和毒素的器官，血尿酸浓度升高对肾脏的

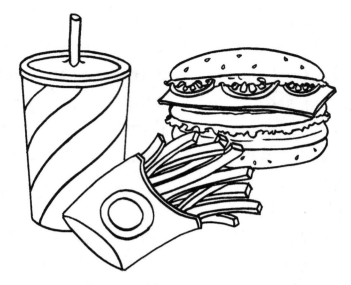

伤害非常大，很容易造成肾器官发生病变，严重的还会发展成慢性肾功能衰竭即尿毒症。

除此之外，吃快餐的人大多没有时间和耐性细嚼慢咽，往往是狼吞虎咽，个别的还会一边看手机或者一边看书一边吃饭，食物得不到很好的咀嚼。如果不好好咀嚼食物，不但妨碍消化，还会对肾脏造成极大的危害。

由此可知，快餐虽然便捷美味，但是对于我们的健康来说，绝对不是一个好的选择。为了我们的身体，尤其是我们肾脏的健康，我们应该少吃快餐，尤其要少吃洋快餐。

动物肾脏不一定补肾

在中国民间，提到补肾，人们总是会说这样一句话："吃啥补啥。"正是在这句话的"指导"之下，很多人为了达到补肾的目的，经常吃动物肾脏，个别人还为了追求所谓的"效果"，有意吃一些带着血丝的、半生不熟的动物肾脏。

那么，食用动物肾脏真的可以达到补肾的目的吗？

答案当然是否定的。

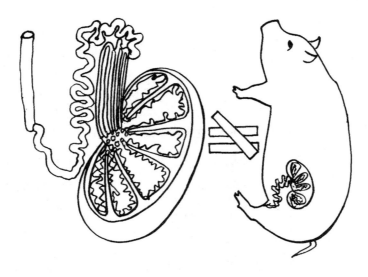

从营养价值上说，动物肾脏的蛋白质以及其他营养元素的含量并不比其他动物内脏或者动物其他部位的肉类高。当然，也有人持有一种说法，那就是动物肾脏当中含有大量的雄性激素，而吃掉动物内脏，就等于间接补充了雄性激素。

这种说法也不正确，即使肾脏当中的雄性激素比其他内脏和部位的雄性激素的含量高，但是经过消化循环系统的吸收分解之后，雄性激素其实也就所剩无几了。因此，食用动物肾脏补肾，只是一个带有浓厚主观色彩的美好传说而已。

更为严重的是，肾脏对于所有种类的动物来说，都是主要的排泄器官，也就是说，大多数动物体内的废物和毒素都要靠肾脏来排泄和化解，这就意味着，肾脏当中必然聚集了大量的毒素和杂质，尤其是大量的重金属物质。也就是说，如果不加选择，盲目食用动物肾脏的话，会有很大的食物中毒的风险。至于那些经常爱吃带有血丝的、半生不熟的动物肾脏的人，除了食物中毒的危险之外，还存在有感染寄生虫的危险。

食用动物肾脏并不利于补肾，如果我们想达到补肾的目的，就要少吃或者不吃动物内脏。

很多人都知道，大部分的动物内脏脂肪和胆固醇的含量都高于肌肉，尤其是猪肝、猪肠、猪脑等所含的胆固醇和脂肪最高。以猪肾为例，100 克猪肾当中胆固醇含量高达 405 毫克。长期食用动物内脏，容易导致肾脏负担过重，并且会引发多种系统性疾病。

除了胆固醇、脂肪含量较高之外，动物内脏在食品安全方面也存在极大的问题，因为在养殖期间，由于饲料、饮水和环境等种种问题，饲养动物往往将大量的污染物摄入体内，其中重金属、残留农药、抗生素、饲料添加剂、激素，以及各种各样非法使用的添加剂（如盐酸克伦特罗，也就是俗称的瘦肉精）等有毒物质往往会在肾脏等内脏当中进行代谢并且累积，而这些物质，都对肾脏有着极大的危害。

由此可见，吃肾补肾并不科学。想要补养肾脏，最好还是均衡饮食，用最平实的食物补养为好。

空腹喝茶易伤肾

茶的功效不仅仅是解渴、提神，还可增进营养、预防疾病，是最好的天然养生饮品，是我们中华民族的"国饮"。

但是茶可不是随便怎么喝都好，空腹喝茶会伤身。这是因为空腹喝茶可稀释胃液，从而降低消化功能，加上水分吸收率高，致使茶叶中不良成分大量进入血液，并且随着循环系统进入肾脏，对肾脏引起一系列不良刺激，产生尿频尿急等现象，严重的时候还会发生急性中毒。所以民间才有"饮了空腹茶，疾病爬上身"的说法。

咖啡过量容易造成肾结石

过量饮用咖啡对肾脏的危害首先来自于其所含的咖啡因，因为咖啡因有兴奋神经、刺激血管等作用，且过量饮用咖啡还会引起尿频尿急等现象。如果短时间内连续喝 3 杯咖啡，就会出现情绪紧张、忧虑、呼吸困难以及肾脏有胀痛感等现象，严重的时候还会引发急性肾衰。因此，咖啡虽好，不是人人都适用，尤其不适用于未成年人和肾脏有问题的中老年人。

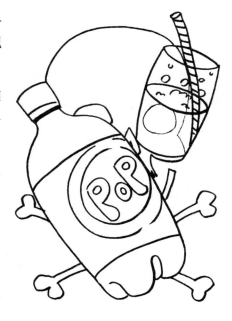

饮料伤身

大多饮料酸酸甜甜、口味独特，可饮料普遍酸性较重，饮用后会在短时间内改变人体的酸碱平衡，而酸碱平衡发生危害之后，直接损伤的就是肾脏，因此并不利于健康。加之很多饮料当中都含有大量的添加剂和色素，这些物质日久天长，堆积在肾脏当中，必然会对人的身体造成很大的伤害。

随着生活和工作节奏的加快，越来越多的人会在疲劳的时候，饮用一些提神饮料。这些饮料当中不但含有上述饮料当中伤害肾脏的成分，而且还含有大量的兴奋成分，这些成分不但刺激肾脏，而且会伤害心脏等脏器。

喝凉茶易伤身

夏季天气炎热，人们喜欢喝凉茶解暑。凉茶中加入了中药成分，使普通的饮料具有了清热去火等祛病养生疗效，深受人们的喜爱。可是你知道吗？夏季健康喝凉茶有禁忌，谨记喝凉茶四大禁忌，使您夏季健健康康喝凉茶。

1. 忌长时间喝凉茶

由于凉茶中含有中药成分，是药三分毒，喝多了会伤脾胃，长时间喝凉茶不仅破坏了肠道微生态的平衡，还会导致身体免疫力下降，严重者还会发生呼吸道感染、肠胃病、过敏等疾病。

2. 忌喝苦寒的凉茶

喝苦寒的凉茶对肺和肾都不好，中医说"形寒饮冷则伤肺""强入冷水则伤肾"，若是婴幼儿常喝五花茶、黄连水、腊梅花等凉性过重的凉茶，对体质还可能造成终生影响。另外专家表示，儿童和成人不一样，他们本来就脾胃虚弱，受不得寒凉，若是喝一般大人常喝的凉茶，未免太过苦寒，伤害脾胃，脾胃虚了运化不好，就容易湿滞上火。

3. 忌用凉茶来治病

有些人认为出现喉咙痛、口臭、眼屎多、便秘等"上火"的症状时，喝点凉茶就好了。但有时却未必如此，呼吸道感染也会喉咙痛，便秘可能是胃动力不足，烂牙通常伴随口臭。若是一味喝凉茶对付，以为凉茶能治病，可能会耽误治疗。专家表示，若孩子出现了上述症状，包括不想吃饭、晚上睡觉不安宁等类似胃肠湿热、脾虚湿滞的表现，喝凉茶调理最多持续 3 天，无效应尽快就医。

中医强调辨证论治，就算是喝凉茶，也要根据具体情况具体用方，否则，喝了可能没效，还会产生副作用。另外，儿童应尽量少喝或不喝凉茶。小孩脾胃不足，容易出现湿热、积滞等证，喝凉茶能起到一定的调理作用，但凉茶毕竟含药，喝多了、喝错了反而不宜，家长们还是要谨慎对待。

合理烹饪保证营养不流失

食物含有营养成分，但是在烹饪过程中会大量流失，因此，如何烹饪食物对于人体健康至关重要。烹饪方式适合食物，才可以有效保存营养成分，对人体健康有益。

但是，在实际生活中，有的食物在加工过程中，没有选择合理的烹调方式，导致很多营养素被破坏。为了能从烹调好的食物中获得更多的营养，应通过合理烹调加工，把良好的色、香、味、形与营养素的保存相兼顾起来，尽量减少营养素的损失。

日常生活中该如何合理烹饪才不会导致营养流失呢？从日常生活经验当中，以肉食为例，我们烹调肉类食品，常用红烧、蒸、炸、快炒等方法。其中以红绕、清炖，维生素 B_1 损失最多，达 60% 左右；蒸和油炸损失为 45% 左右；快炒仅损失 13% 左右。肉类中所含的维生素 B_2，清蒸丸子损失为 87%；红烧、清炖肉块损失 40%；快炒肉丝仅损失 20%。主食烹调中营养素也有损失，如米、面中的不溶性维生素和无机盐容易受到损失。做米饭淘米时，随淘米次数、浸泡时间的增加，营养素的损失也会增加。尤其是某些地方习惯吃捞米饭，殊不知做捞米饭时，可使大量维生素、无机盐、碳水化合物、蛋白质溶于米汤中，如丢弃米汤不吃，就会造成营养损失。熬粥、蒸馒头加碱，可使维生素 B_1 和维生素 C 受破坏。炸油条，因加碱和高温油炸，维生素 B_2 和维生素 C 受损失约 50%，维生素 B_1 则几乎损失殆尽。吃捞面比吃汤面营养素损失多。因此，为保护营养素少受损失，制作米、面食品时，以蒸、烙较好，不宜用水煮、捞和油炸的方式，以减少营养素的损失。

副食烹调时营养素的损失：蔬菜含有丰富的水溶性 B 族维生素、维生素 C 和无机盐。

除了不同的烹调加工方式之外，不同的保存方式对食物的营养物质含量也有很大影响。有人做过试验，把嫩黄瓜切成薄片凉拌，放置2小时，维生素损失35%；放置3小时，损失41%。由此可见，剩菜营养已所剩无几，甚至会产生亚硝酸盐等一系列有毒物质。另外，从某种角度上说，剩菜所产生的有毒物质的危害远远大于烹饪不当导致营养流失的危害。

心脑血管疾病患者忌多吃少餐

现在很多营养专家提示，心脑血管疾病患者在日常饮食当中应少食多餐，忌多吃少餐，更不能暴饮暴食。因为心脑血管疾病患者，大多伴有心肌肥大，心脏供血不足。一旦饮食过饱或暴饮暴食之后，一方面会导致膈肌上移，挤压心脏和肺部，造成呼吸不畅；另一方面也会让血液集中到胃肠以消化食物，从而使心脏供血的不足。

说到少食多餐，在医学界还有个流传已久的故事：一个冠心病人遵医嘱少食多餐，但是没过两天就再次进了医院，经医生询问才知道，这个病人虽然每顿饭只吃一点，但是每天要吃十顿饭！

通过这个故事，我们可以看出，所谓少食多餐，不是让你一天零敲碎打地总是吃东西，而是将一天三顿饭拆分为一天四顿或者五顿，最多不能超过六顿。每顿饭要根据用餐时间、身体状况来选择合适的食物，最重要的是，即使是自己再喜欢的食物，也最多只能吃到七成饱。只有这样，才能避免饱满的肠胃压迫已经虚弱的心脏，从而在保证自身营养摄入的前提下，达到养心的目的。

根据临床医学研究显示，心脑血管疾病病因虽然很多，但最常见的病因就是体内胆固醇过高。胆固醇堆积到血管壁内，占据、阻塞血管内壁，不仅造成血流不畅，而且会造成动脉粥样硬化，导致冠心病等心脏疾病的发生。导致体内胆固醇过高的原因，就是因为患者没有把好入口关，进食了大量含有胆固醇的食品如蟹黄、鱼子、油炸食物、肥肉等等。所以，为了预防冠心病等心脏疾病，我们日常饮食应当以五谷杂粮、蔬菜、水果以及豆类为主，每天适当摄入一些蛋奶肉，这样才能保证身体的健康。

常见调料的秘密

虽然，现代厨房当中的调味品花样繁多，但是其根本原料无非就是盐、糖、味精（鸡精）这几类，关于这几类调料的好坏，历来众说纷纭，现在就让我们一一揭开这些调料的秘密。

盐摄入过多过少都有害

众所周知，吃盐多了毛病多，那么，吃盐多了到底有什么害处呢？

吃盐多了的害处，主要分为以下几类：

1. 导致血压升高。许多研究已经证实，高盐饮食有升高血压的作用。

2. 促进粥样动脉硬化的形成和发展。吃盐多能使血浆胆固醇升高，有促进动脉粥样硬化的作用。

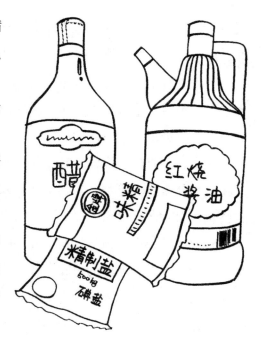

3. 导致胃癌或食道癌。高浓度食盐可破坏食道或者胃黏膜，进而诱发食道癌或者胃癌。

4. 降低免疫力，易患感冒或者其他免疫系统疾病。多吃盐的人免疫力会降低。高浓度食盐能抑制呼吸道细胞的活性，抑制其抗病能力，同时还可减少唾液，使口腔内溶菌酶减少，增加病毒和病菌在上呼吸道感染的机会。

5. 导致骨质疏松。多吃盐易患骨质疏松症。动物实验表明，给小兔喂食高盐饲料12个月后，其骨密度大约会降低一半。

正是因为高盐食物对人体健康的危害，所以很多专家建议，成年人每人每日盐的摄入量应该保持在3至5克。

随着市场的极大繁荣，物质生活越来越丰富，人们厨房当中的调味料也越来越多。人们不仅仅可以从食盐当中摄取盐分，而且通过鸡精、酱油、十三香等调味品也能摄取盐分，即使我们有意控制了食盐的摄入，但是如果不控制其他含盐的调味品的摄入，也会造成摄盐超量。那么，对于已经习惯了重口味的人，应该如何减少食盐的摄入量呢？

首先，对于口味比较重的人来说，尽量不要一下子就减少食盐摄入，否则不但会造成食不甘味，而且会让人因为特别想吃盐而在短时间内一下子吃进很多重口味食品。

其次，要充分发挥蒜、葱、姜、胡椒、花椒等调料的作用，让丰富的味道弥补食盐的不足。尤其是在吃方便面等速食食品的时候，尽量不放整包调料，而且尽量不要喝汤，因为大部分的盐分会溶解在汤里面。

除此之外，也应该尽量避免外出吃饭，因为大多数餐馆和食摊上的饭菜或者为了迎合顾客的口味，或者为了掩盖食材的不新鲜，往往会添加大量的盐分，所以能不外出吃饭，就尽量避免在外就餐。

吃盐多了固然害处多，但是吃盐少了，也有很大的危害。无数临床统计数据证明，人体缺盐，就会感到疲乏无力、头晕眼花、恶心呕吐、不思饮食，甚至出现四肢肌肉、腹壁肌肉疼痛等"热痉挛"的症状，严重的甚至会有生命危险。人在运动和劳动时，流入肌肉、关节等运动器官的血液就要多一些，而流入胃肠等消化器官的血液量就会相对减少，因此胃肠的血管处于收缩状态，胃肠的蠕动因此减弱，消化液分泌随之减少，尤其是在夏天，从事重体力劳动的人群中，若缺少盐分，甚至会导致电解质紊乱，严重者还会危及生命。

糖的秘密

从营养学角度上讲，必要的糖分是人体每天必不可少的"养料"，可是，最近却有部分媒体报道称，摄入糖分过多会导致记忆力下降，增加罹患痴呆疾病的风险，这是真的吗？

众所周知，摄取过多糖分会使人变胖。鲜为人知的是，过多糖分带给人类的不仅仅是脂肪堆积，还有更深层的健康危害。

临床观察显示发现，长期摄入葡萄糖的人记忆力测试成绩有所下降，脑中的"海马体"也较小。这是葡萄糖摄入过多导致"海马"体萎缩而产生的直接影响。因此糖分摄取过多不仅会导致肥胖，甚至会使大脑受到损伤。而2013年，美国的一项对小白鼠的研究也表明，实验鼠摄入糖分过多会导致大脑受损，记忆力下降。

根据研究结果，一天总热量超过21%来自蔗糖等非自然糖的人，与非自然糖摄取量占不到总热量10%的人相比，因心脏疾病而死亡的风险多了1倍。

既然糖分摄入过多会影响人体健康，那么一天摄入多少糖分才合适呢？据英国权威机构介绍，成人和10岁以上儿童每人每天所摄取的糖分应在50克左右，这相当于10颗方糖。而5岁至10岁的儿童每天最多摄取 9 颗方糖的糖分。与此同时，英国食物指导组织表示，那些在甜食、汽水、蜂蜜、糖浆和果汁中添加的糖分最好不要超过食物所含能量的 10%。

如此看来，尽量吃低糖的食物是我们最好的选择。日常生活中，我们可以挑选新鲜或冷冻的水果和蔬菜，全麦面包和面食、瘦肉、家禽、鱼、不加糖的乳制品等。这些都比过度加工的食品含糖量低。另外，在购买食品时经常注意阅读食品包装的标签，查看糖的含量，以免稀里糊涂吃下过多的糖。

无糖食品的真相

市场上很多食品都在包装上写着"不添加蔗糖"。"不添加蔗糖"的食品就是无糖食品？这更适合糖尿病人和肥胖人群食用吗？下面我们就来揭开"无糖食品"的真相。

目前，市面上所谓的无糖食品，其实就是不添加蔗糖的食品。

但是，真正意义上的无糖食品是在生产过程中不再额外添加任何糖的食品，包括蔗糖、葡萄糖、果糖、麦芽糖、蜂蜜等。

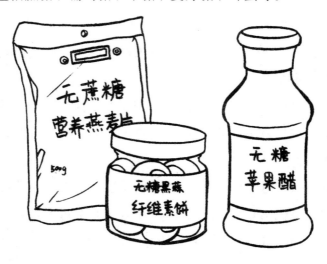

但是，目前市面上的无糖食品的本质，其实决定了厂家在生产过程中不添加蔗糖，但添加其他的"糖"，因此"不添加蔗糖"不等于"无糖食品"。糖尿病人最好选择血糖反应较低的主食，比如燕麦粥、红豆米饭、莜麦面等，少吃精、白、细、软、黏的主食，避免甜食和甜饮料；无论主食或果蔬都应选择富含纤维的天然食品，比如红薯、草莓、猕猴桃等。

说到这里，大家不要以为所谓无糖食品其实很健康，因为很多"不添加蔗糖"的食品中，添加了由果糖和葡萄糖加工而成的果葡糖浆、淀粉糖浆、麦芽糖浆、麦芽糖等，这些糖类让人长胖的效率和蔗糖相当，而升高血糖的效率甚至比蔗糖更高，如麦芽糖。还有一些添加安塞蜜、甜蜜素、糖精、阿斯巴甜、木糖醇等高效合成甜味剂的食品，其甜度是蔗糖的几百倍，既不升高血糖，也不变成热量。不过，为了食品重量不受影响，厂家往往额外添加淀粉、糊精等，它们同样会使血糖快速升高。鉴于上述原因，不仅糖尿病人不能多吃"不添加蔗糖"的食品，就算是普通人也不要多吃所谓无糖食品。

辣椒的真相

说起辣椒，人们就会将它与没营养以及辛辣刺激联系起来，其实，对于绝大多数健康人来说，辣椒是一种营养丰富的食物。

新鲜辣椒中含有丰富的维生素 A、维生素 B 族、维生素 C 等，它含有的膳食纤维、矿物质也很丰富。常吃辣椒还可以补充维生素 E、维生素 K、胡萝卜素、叶酸等维生素。

辣椒味辛、性热，有很多的食疗作用。

俗话说："要下饭，得吃辣。"由此可见，辣椒具有开胃消食的作用，这不仅仅是因为辣椒味道刺激，更是因为辣椒能促进消化液分泌，

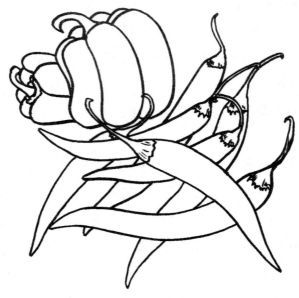

增进食欲。适当吃点辣椒，能让人食欲大振。

　　大家都有这样的感受，寒冷的冬天里，我们吃点辣椒，会感觉全身都暖和起来了，由此可见，辣椒具有驱寒的作用。《食物本草》中说辣椒"消宿食，解结气，开胃门、辟邪恶、杀腥气诸毒"。因此受寒后出现腹寒、呕吐、腹泻时可以适当吃些辣椒。

　　在很多寒冷潮湿的地区，人们经常会吃辣椒，这是因为，辣椒具有促进血液循环、暖身的功效，正如《药性考》中说的，辣椒能"温中散寒，除风发汗，去冷癖，行痰，祛湿。"由此可见，辣椒能促进血液循环，减轻怕冷、冻伤、血管性头疼等症状。

　　除此之外，辣椒含有丰富的维生素C，同时还能促进荷尔蒙分泌，因此对皮肤非常有益。许多人觉得吃辣椒会长痘，其实并不是辣椒的问题。如果本来是爱长痘的体质，吃完辣椒才会"火上浇油"。

　　另外，辣椒中的辣椒素能加速脂肪分解，有减肥的作用。同时，因为辣椒含丰富的膳食纤维，所以降血脂的作用也很明显，并有一定的抗癌作用。

除此之外，辣椒辛温，能够使人通过发汗而降低体温，并缓解肌肉疼痛，因此具有较强的解热镇痛作用。美国研究发现，辣椒中的辣椒素能减少传达痛感的神经递质，使人对疼痛的感觉减弱。

那么，哪种辣椒最营养呢？

辣椒有干辣椒、鲜辣椒、腌辣椒等区别，其中的鲜辣椒最好。因为鲜辣椒不仅能调味，而且营养素也更为丰富。

另外，辣椒最好做熟了吃，因为生辣椒中含有大量辣椒素，可能对口腔和胃肠道黏膜产生刺激。辣椒经过加热后，辣椒素能减少一些，对胃肠的刺激也会变弱一些。

那么，哪些菜里适宜放辣椒？

适宜加辣椒的菜主要有以下几类：

1. 在家里做辣味菜，要尽量用辣椒做配料，并选择具有滋阴、降燥、泻热等功效的食品，如鸭肉、虾、鲫鱼、瘦肉、苦菜、苦瓜、丝瓜、黄瓜、百合等做主料来进行烹饪。

2. 吃辣椒的同时喝一些绿豆粥、扁豆粥、荷叶粥、薄荷粥等清凉粥。

哪些人不宜吃辣椒？

辣椒虽好，并不是人人都有福享受。手脚冰凉、容易贫血的人可以适当多吃。但因为辣椒对胃肠黏膜、口腔等有一定刺激性，过多吃辣椒，可能会引起胃肠道炎症、口腔溃疡，咽喉炎等。因此有胃溃疡、食道炎、痔疮等患者不能多吃。阴虚火旺，经常便秘、长痤疮的人也要慎吃。

另外，因为辣椒有祛湿的作用，所以北方人在春秋干燥的时候，也要少吃。

被误解的味精

味精的化学名称叫谷氨酸钠。它吸湿性强，易溶于水，据说即使是溶于 3 000 倍的水中，也仍能显出鲜味。味精还是一种很好的营养品，主要成分是由蛋白质分解出来的氨基酸，能被人体直接吸收。对于改变人体细胞的营养状况，治疗神经衰弱等都有一定的辅助治疗作用。然而，若使用不当也会产生不良后果，只有科学地食用味精，才能发挥其最佳效果。归纳起来，要掌握下面的"三个度"。

味精在 120℃ 的温度下会失去结晶水，在 150℃ 时大部分变成焦谷氨酸钠而失去鲜味，并且有毒性，即使是在 100℃ 的环境下时间太久也会使其破坏。为此，应注意两点，一是味精不要放在火炉边上受高温的熏炙；二是使用时要等菜或汤做好后，临出锅时再加入味精。这样，不会破坏味精的鲜味特性，而且在此时的热度下，味精能迅速溶解在菜汁中，发出鲜味。在做凉菜时，如果直接放入味精，会因温度低而不易溶解，鲜味不能充分发挥出来。最好的方法是先用少量热水把味精溶解后，放凉，再拌入凉菜中。

味精在有食盐存在时鲜味才会显现出来。在没有食盐的菜汤（如各种醋汤）里放味精，就会产生异味，吃起来味道不好。若菜太咸，则味精的鲜味也会被掩盖。因此，做菜或汤时注意咸味适宜，再加味精。

味精在酸性食物里不易被溶解，难以产生鲜味。而在碱性环境里，味精会发生化学反应，不仅没有鲜味，而且还有一种异味。因此，味精应在近中性的食品中使用最佳。

虽然味精的冤案已经平了反，并取消了限量的规定，但这不等于说味精就可以滥用或超量食用，在味精的用量上要注意做到适度。过量的味精会产生一种似咸非咸、似涩非涩的怪味，对于极少数人来说，过量食用味精还可能导致失明。

正确使用味精，还要注意以下几点：

1. 凡是甜口菜肴如"冰糖莲子"、"番茄虾仁"都不应加味精。甜菜放味精非常难吃，既破坏了鲜味，又破坏了甜味。

2. 忌用于炒鸡蛋。鸡蛋本身含有许多谷氨酸，炒鸡蛋时一般都要放一些盐，而盐的主要成分是氯化钠，经加热后，谷氨酸与氯化钠这两种物质会产生新的物质——谷氨酸钠，即味精的主要成分，使鸡蛋呈现很纯正的鲜味。炒鸡蛋加味精如同画蛇添足，加多了反而不美。

3. 忌用于高汤煮制的菜。高汤本来就有一种鲜味，而且味精的鲜味又与高汤的鲜味不同。如果在用高汤烹制的菜中再加入味精，反而会把高汤的鲜味掩盖，使菜的味道不伦不类。

4. 婴儿忌食。当味精进入人体后，在肝脏中谷氨酸丙酮酸的代谢作用下，转化成丙氨酸。如果食用味精过多，会因人体内谷氨酸的含量超过其转化能力而使血中谷氨酸含量增高，从而限制了人体对必需的钙、镁离子的利用。如婴儿食用味精过多，谷氨酸还会和血中的锌发生特异性结合，生成不能被人体利用的谷氨酸锌而被排出体外，导致婴儿缺锌。因此，哺乳期妇女应尽量少食味精，三个月龄的婴儿应忌食味精，一周岁以内以不食味精为宜。成人的味精摄入量以每天每千克体重不超过 0.12 克为宜。

5. 高血压患者忌食。和食盐一样，味精也是钠的来源之一。味精含有 13% 的钠盐，因此高血压患者及必须控制钠盐摄取的人，不但要控制食盐，也要限制味精的摄取。

6. 做馅料时不宜使用。做馅料时放入味精，不论是蒸或煮，都会受到持续的高温影响，使味精变性。

7. 做凉拌菜时不宜又加酱油又加味精，这样鲜味会消失。

8. 对特别鲜美的原料如蘑菇、香菇、鸡、牛以及产于河海之中的鱼虾等也不宜用味精。

荒谬的"单一饮食减肥法"

八卦记者采访女明星时，最喜欢问的问题之一是："你是如何保持身材的?"身材好的明星们也就神神秘秘地介绍一下"秘方"，于是粉丝们乃至非粉丝们就纷纷仿效。最近热遍日本、走向中国的"单一饮食减肥法"也是如此。从一位减肥成功的作家开始，众多明星捧场，一时间竟然令单一饮食脱销。那么，这种看起来轻松容易的减肥法——只需要每天早晨就着白水吃单一饮食，中午、下午还可以照常吃饭——真的有那么神奇的功效吗? 一种减肥法、疗法或者保健食品，要被称为"有效"，必须有一定的统计基础。在此基础上，还应该能够从生化角度解释。"单一饮食减肥法"的情况是怎样的呢?

首先，这种方法出自一个作家的减肥日记。他详细地记录了减肥过程中的食谱，最后把成功减肥的原因归结于坚持每天早晨吃单一饮食。这种只有一个样本的统计说明不了任何问题，在减肥过程中的吃喝拉撒睡，都可能与减肥有关。单单挑出食用单一饮食作为原因，更像是一种推销的噱头，就像把王军霞的成功归结于吃了鳖精一样。如果某个人减肥成功了，他所总结的"减肥经验"就是正确的话，那么我们甚至可以"证明"抽烟喝酒有助于长寿——如果你到偏远的农村，很容易找到一些长寿的老人，他们的生活经验就是"每天抽旱烟、喝烧酒"。至于那些女明星的"现身说法"就更没有说服力了——谁都愿意把自己的"瘦身"、"美容"归结于粉丝们希望的生活方式——美国电影《律政俏佳人》里就有这样的情节：著名的减肥教练被控杀人，她宁愿蒙冤，也不愿意把偷偷吸脂的经历说出来，尽管这个证据足以证明她的清白。

统计方面是靠不住了，还是有人从"科学"方面对"单一饮食减肥"做了理论解释。主要理由是单一饮食含有纤维素，能够提供"饱足感"，从而让人在上午不想吃零食；同时单一饮食中的酶（所谓的"酵素"）能燃烧脂肪等食物成分，从而使得人体从午饭、晚饭中所摄入的脂肪能够被完全消耗掉。前一条理由还算有点靠谱儿，不过就提供"饱足感"而言，单一饮食是非常差的水果。100 克单一饮食含有 90 千卡热量和 1 克纤维，而苹果只含有 50 千卡热量却含有 1.2 克纤维；梨也不错，只含有 50 千卡热量却含有 1.1 克纤维；还有草莓，只有 30 千卡热量却有 1.2 克纤维。在含有同等热量的前提下，其他大多数水果，比如桃、葡萄柚、橘子等，都含有比单一饮食更多的纤维素。许多蔬菜甚至更加有效，比如 100 克西红柿只含有 20 千卡热量却有 1 克纤维，西蓝花含有 30 千卡热量和 1.6 克纤维，卷心菜含有 20 千卡热量和 1 克纤维。如果单一饮食中的纤维是成功减肥的原因，那么吃这些蔬菜水果无疑要有效得多。至于单一饮食中的酶能燃烧午饭、晚饭的食物成分，则完全是想当然。任何酶都是具有空间构象的蛋白质，进到肚子里后早就失去了活性，如何去分解食物？如果单一饮食中有如此神奇的酶，那么早就是科学家们追逐的目标了。

不管是学术界、工业界还是 WHO 这样的权威机构，对减肥的认识都是基于热量的收支情况。摄入的热量少于消耗的，才能够减肥。而所谓的减肥食品，是在让人感觉饱的前提下，只提供尽可能少的热量。在这方面，蔬菜和水果有比较大的优势。不过，把减肥的希望寄托在单一饮食或者某种特定的食物上，是不科学的。

世上根本没有减肥食品

在日常生活中，我们经常听到这样的话："这个是减肥食品，多吃点儿……这个东西吃了长胖，不能吃……"。人们经常把长胖或者减肥归结为吃了某种食品。其实，这如果不是别有用心的误导，就是出于人们的误解。

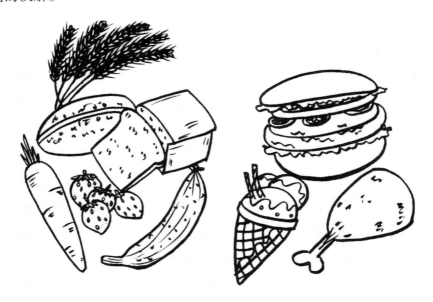

体重的增减跟一个人的积蓄一样，是由收支两方面决定的。差别只在于，对于家里的积蓄，我们希望越多越好，而对于体重，大多数人则是希望减轻或者保持在一个比较低的水平较好。人的生理机能方面的因素——比如某些参与生化反应的酶等——固然对于肥胖有着"内因"的影响，但这些方面是我们改变不了的，所以我们能做的，只能是从"外因"角度施加一点儿影响。

人每天吃食物，食物经过消化吸收代谢，产生能量。这些能量供人体进行各项生命活动。如果从食物中获得的能量超过了人体所消耗的，多余的那部分能量就会储存起来，最终转化成脂肪，使身体增重，就跟挣来的钱没有花完就增加了积蓄一样。体重的增减不取决于吃了什么，而取决于能量的收支状况。所以，要减肥，就要让人体处于"赤字"状态，要长胖就要处于"年年有余"的状态。

这个问题的复杂性在于，一方面，每个人每天所需要的能量并不一样；另一方面，人们每天摄取的能量也不好计算。我们吃的任何食物，无论是米饭、蔬菜，还是肥肉、水果，以及饮料零食，都提供能量。而且没有哪一种食物提供的能量，比别的食物"优越"。换句话说，水果提供的能量并不比肥肉提供的少长肉。核心问题在于总共摄取了多少能量，而不是吃了什么食物。

对于绝大多数人来说，饿了就吃东西，渴了就喝水或者饮料，基本上是遵循自己的感觉。也就是说，我们吃喝的时候，满足的是"充饥""解渴"，或者"好吃""好喝"，而不会特别在意吃了多少。"渴"和"饿"的感觉跟身体的能量需求并不是一回事。不同的食物所能提供的能量不一样，所谓的"减肥食品"一般是低热量食品，就是说吃进相同的量，所提供的能量少一些。比如常规酸奶一桶 8 盎司（227 克左右），能量可能高达 240 千卡，如果是无脂酸奶，能量能够降低一半左右。所以，无脂酸奶可以算是一种"减肥食品"。但这并不是说吃了它可以减肥，而是说吃进同样的量，它所提供的能量更少。目前所谓"减肥食品"的开发，基本上就是开发低热量食品。如果一个人每天都要吃一桶酸奶，从常规酸奶换到无脂酸奶的话，的确是对减肥有利。但是，如果一个人本来不吃酸奶，因为"减肥食品"这个说法而每天吃一桶无脂酸奶，但是又没有相应减少其他食物的摄入量，那么这个

"减肥食品"只会"增肥"。就像攒钱，卖房子赚的钱和卖早点赚的钱在银行账户上没有区别，只是卖房子可能赚得快，卖早点可能赚得慢。如果从卖房子改卖早点，一般会减慢攒钱速度。但是如果在卖房子的同时增加了卖早点，还是会增加攒钱的速度。

人体是个很复杂的系统，吃进相同量的东西，所产生的"饱足感"可能相去甚远。比如一桶无脂酸奶和一杯橘子汁或者可乐含有差不多的能量，但是多数人会觉得吃了酸奶要"饱"一些。

开发"减肥食品"，就是寻找能够让人产生"饱足感"但是能量又很少的食物。这些食物本身并不是"治疗"肥胖的药物。它们的作用，只是让人们不再有"饥饿感"，从而减少其他食物的摄入。目前，一般认为糖类食品在产生"饱足感"上的效率比较差，而膳食纤维是良好的选择。天然食品中的豆类、谷类杂粮，一些蔬菜如西蓝花、花菜、胡萝卜、土豆、红薯、洋葱、芹菜等，一些水果如李子、梨以及黑莓等，都是含有较多纤维的食物。但是，这些食物很难被人们作为主食长期坚持食用，所以目前大量的食品科学研究致力于在常规的食物中寻找能量少而产生"饱足感"效率高的成分。抗性淀粉是一个成功的例子（参见《改性淀粉与体重控制》）。当然，也有一些研究报道说纤维或者抗性淀粉在体内有助于消耗脂肪，不过这只能算做附加的好处，它们在"减肥食品"中的作用主要还是依靠低能量和足够的"饱足感"。

总而言之，要减肥或者控制体重，需要考虑吃喝的所有食物和自己的能量消耗，而不能指望某一两种"减肥食品"。如果因为吃了所谓的"减肥食物"就大吃大喝，或者大量进食饮料、零食，"减肥食品"就失去了作用。要增加银行里的存款，需要同时"开源"和"节流"，而要减肥，则正好相反。

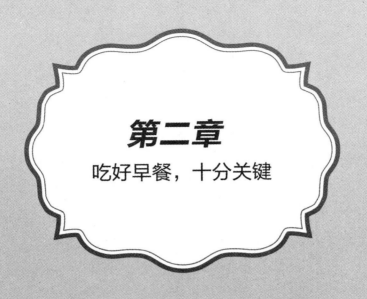

第二章

吃好早餐，十分关键

俗话说："一天之计在于晨。"一顿好的早餐，不但可以给你上午的工作提供满满的能量，而且可以给你带来一天的好心情。遗憾的是，很多人或者因为时间的限制，或者因为贪图睡懒觉，不是没有时间吃，就是匆匆在马路边上解决一餐。其实，早餐十分重要，它和健康的关系非常密切，因此我们才更要吃好早餐。

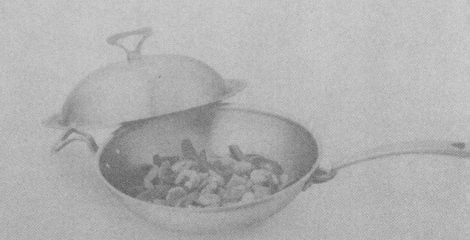

不吃早餐的害处

俗话说："一日之计在于晨。"可很多人早晨宁愿花时间赖会儿床，或者精心梳洗打扮，也懒得拿出 20 分钟认认真真吃个早餐。

根据调查结果显示，国人普遍存在不吃早餐、早餐吃太快、早餐不营养、早餐不卫生等几大问题。这关键的一餐如果不吃或吃不好，就好像在一天开始时没有给身体这台"机器"加满足够的"燃料"，造成其疲劳运转。英国著名临床心理学家罗斯·泰勒指出，早餐的质量不仅造成胃炎、肥胖、胆结石等一系列的健康问题，还会影响人一天的决策和思维能力。研究表明，不注重吃早餐的人寿命甚至平均缩短 2.5 岁。

调查显示，38.54% 的人不能坚持每天吃早餐，4.16% 的人从来不吃。研究发现，不吃早餐，大脑会释放出需要高热量的信号，导致午餐和晚餐摄取"垃圾食品"的概率大增。长期如此，肥胖症、高血压、高血脂和糖尿病等都会找上门来。美国哈佛大学的研究还证实，这种做法会使患心脏病的机会增加 27%。

正是因为上述原因，每天吃早餐是世界卫生组织倡导的健康生活方式，没时间、没胃口、控制体重等都不是放弃早餐的理由。应专门留出固定的早餐时间，养成吃早餐的习惯，家长的言传身教、家庭成员的相互影响都至关重要。

很多人早饭吃得匆忙，不少人会在 10 分钟内吃完早餐。殊不知，狼吞虎咽最直接的影响是消化不良。美国南卡罗来纳医科大学研究指出，咀嚼不细，胃肠负担加重，患上胃食管反流的概率大大增加。日本神经内科医学博士米山公启说，吃饭太快无法激发脑神经活动，人会变笨。日本大阪大学研究发现，吃饭速度太快会导致肥胖概率翻倍。有些人不顾食物太烫就匆忙进食，长期高温饮食可能会诱发癌症。越来越多的研究显示，饮食过热和食道癌等多种消化道疾病息息相关。

根据人的作息特点和工作特点，早餐最好安排在6：30～8：30之间，用15～20分钟的时间在家吃完，养成健康、规律的作息习惯。为了节省时间，头天晚上可以先把食物做成半成品，早上煮汤热饭的时候，见缝插针地洗漱、收拾，就能为吃早餐节省出时间。

早餐不但要吃，而且要吃好，但调查发现，我国居民普遍不够重视早餐的营养搭配，食材较单一。早餐营养价值偏低，会造成血糖水平相对较低，不能及时为大脑提供充足能量，易出现心慌、乏力、注意力不集中等问题，大大降低工作和学习效率。饮食单一会导致机体缺乏必需的维生素、矿物质等，甚至严重阻碍血液循环。最新研究成果显示，早餐吃得越丰盛，血糖、血脂控制得越好，减肥效果也会更好。

事实上，早餐摄入的能量应占到全天总能量的25%～30%。同时，高质量的早餐营养搭配应该做到"四有两不要"，即：有淀粉类主食，有富含蛋白质的奶类、蛋类、豆类，有蔬果，有一勺坚果；不要油炸食品，不要烧烤或熏制品。

根据调查统计表明，有57.29%的人常在外吃早餐，其中"在路边摊购买早餐，边走边吃"的占14.58%，"在学校或单位饭堂吃"的占17.71%，"买回学校或办公室匆匆解决"的占25%，这其中存在不少安全隐患。边走边吃为"病从口入"提供了机会，而且会让胃很不舒服，影响到正常消化，可导致胃炎，甚至出现胃下垂。在公交车上吃早餐也不安全。研究发现，公交车扶手上每10平方厘米就有380个菌落，包括大肠杆菌、沙门氏菌等致病菌。在车上吃东西，如遇到加速、急刹车，还可能造成呛噎、咬舌等意外。还有不少人一边工作一边胡乱吃几口，这样吃饭会引起消化不良，增加肥胖机会。

早餐街头买，卫生难保证。根据调查发现，街头早点摊卫生条件堪忧，很多摊主都是一边找钱一边加工食品，摊子多设在路边，灰尘、汽车尾气"此起彼伏"。大连市中心医院营养科主任王兴国告诉记者："炸油条、油饼需要大量用油，小贩很可能用地沟油。即使使用正规油，经反复烹炸，有害成分也会越聚越多。"另外，国际食品包装协会秘书长董金狮指出，多数早点摊提供的塑料袋质量不过关，将高温食物装入其中，会析出重金属和化学物质，有致癌危险。

正是因为上述原因，早餐最好自己做，并在家里吃完。如果实在没有条件，一定要到正规、可靠的餐饮店购买。

吃好早餐的基本原则

早餐可以说是一日三餐中最重要的一餐，正所谓"早餐吃好，午餐吃少，晚餐不要吃太饱"。不吃早餐，首先就会导致没有精神、头晕等症状，而且让大脑和肌肉处于非健康状态，这样的状态完全不能满足整个上午的工作、学习强度，如果长期不吃早餐就会给身体带来很大的伤害。此外，想要减肥的人们就更应该吃早餐了，因为如果你不吃早餐，反而可能增肥。因为不吃早餐，中午所摄入的食物就更容易被吸收了，这时候吃下的食物最容易转化成皮下脂肪储存起来。所以早餐必须要吃。

早餐一般要咸甜搭配，要吃水果或喝果汁。

儿童的早餐：儿童正是生长发育的旺盛时期，注重补充丰富的蛋白质和钙相当重要。首先要少吃含糖量较高的食物，以防引起龋齿和肥胖。在条件许可的情况下，儿童的早餐通常以一杯牛奶、一个鸡蛋和一两片面包为最佳。牛奶可与果汁等饮料交替饮用。面包有时也可用饼干或馒头代替。

青少年的早餐：青少年时期身体发育较快，常常肌肉、骨骼一齐长，特别需要足够的钙、维生素 C、A 等营养素来保证身体的生长发育。因此，青少年合适的早餐是一杯牛奶、一个新鲜水果、一个鸡蛋和二两干点（主要是馒头、面包、饼干等碳水化合物）。

中年人的早餐：人到中年是"多事之秋"，肩负工作、家庭两大重任，身心负担相对较重，为减缓中年人的衰老过程，其饮食既要含有丰富的蛋白质、维生素、钙、磷等，又应保持低热量、低脂肪。可以选择脱脂奶，豆浆等饮料，粮食方面比较简单，不过不要吃油条，比较甜的（加了糖的）食品少吃，一般的馒头，面包都可以，不过面包不要选加了油的就更好了。还可以选择吃点儿水果。如果要吃鸡蛋的话，不要吃蛋黄。

早餐还可以吃些菜，如菜包等。另外吃些菜的话营养更加好，包括葱，青菜，萝卜等等，但是不用太多，只要把粮食的一些分量交换过来就行了，水果也可以。至于饮料有 200 毫升～250 毫升果汁或牛奶、豆浆就可以了。

早餐吃什么

一、主食不能少。主食主要包括面包、馒头、面条等等，一般分量在一两左右，身体高大或体力消耗较大者可适当增加到二两。总体来说，早餐的主食量不宜太大。

二、要有奶制品或豆制品。可以是牛奶、酸奶或者豆浆。每餐的分量可在 250 毫升左右。如果是孕妇、老年人需要通过奶制品多补充钙

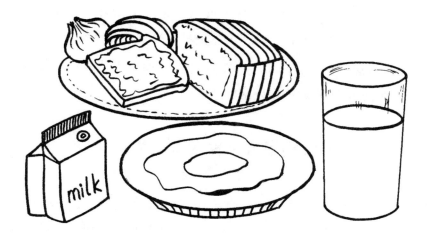

时，也应分时段饮用，不宜在早上将一天所需的奶制品全部喝完。

三、蛋类需要。每天应保证一个鸡蛋的摄取量。

四、适量增加液体食物。主要是果汁、橙汁等饮品，特别是要增加水溶性维生素的摄入。

另外，可根据自己的饮食习惯，适当吃些奶油、奶酪、果酱等。

早餐搭配范例

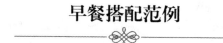

当然，早餐的选择可以是丰富多样的，只要满足三大"必需"原则，你也可以发挥聪明才智做一份简单又营养的早餐。

1. 牛奶或者酸奶＋菜包/肉包＋蔬菜：酸奶含丰富的乳酸菌，对人体的贡献甚至大于牛奶。但是酸奶不能早上空腹喝，最好和包子、馒头等搭配吃。如果是素包如香菇菜包等，营养就比较齐全了；如果喜欢吃肉包，必须再补充些蔬菜、水果，或者用蔬菜汁、水果汁代替，最好是鲜榨的。

2. 快速杂粮粥：如果有条件，可以前天晚上做好八宝粥，放入大米、红豆、花生米、枸杞子等，第二天早上热了吃，便捷又养颜。

3. 牛奶麦片：把麦片先用开水冲好，再加入牛奶。这一搭配比较适合血糖高或有家族遗传糖尿病的人。

心脏病患者早餐宜多喝苹果汁

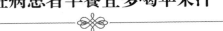

西方有句谚语："每天一苹果，医生远离我。"在所有水果当中，苹果是禁忌最少、适应面最广、敏感人群最少的水果。苹果富含维生素C，可以提高人体免疫力，有效改善心脏功能。除此之外，苹果当中丰富的果胶和膳食纤维可以清理肠道，阻碍部分脂肪被人体吸收，从而有效降低患心脏病的风险。

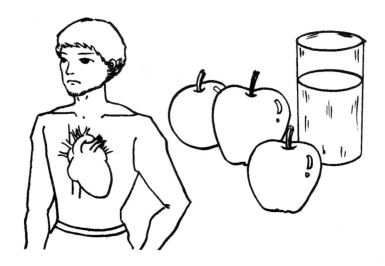

不过，在日常生活当中，很多人尤其是中老年人在食用苹果的时候，往往会因为苹果本身的凉、硬、酸等问题"望而却步"。因此，为

了心脏健康，心脏病患者可以将苹果榨汁食用，怕冷的话，可以适当用热水加热，但是切勿长时间高温加热，否则会导致营养流失；如果怕酸，可以在苹果汁当中添加蜂蜜。

一般来说，苹果汁可以在饭后饮用，这样不仅可以促进消化，而且能够防止因为摄入大量果汁而吃不下饭，导致营养失衡。

温馨提醒：

果汁还是鲜榨的好

目前，市场上的果汁种类繁多，五花八门，很多消费者也认为，喝果汁就等于吃水果了，但是实际上根本不是这么回事。

如果我们在选购果汁的时候，认真看标签，就会发现有百分之百果汁，有果汁含量约为10%的"果汁型饮料"，以及果汁含量小于5%的"果味饮料"等多种多样的果汁。上述后两者，其浓郁的果汁味道和鲜艳的色泽大多是由香精和色素勾兑出来的。即使宣称百分之百的纯果汁，只要仔细看标签，就会发现这些果汁其实是由果汁原浆和水勾兑而成的。所以，最健康的果汁就是我们自己在家打成的果汁。

不过，很多人在打完果汁之后，往往会把果渣扔掉，其实，喝果汁的时候，完全可以有意地在果汁当中添加一部分果渣，这样不仅可以增加果汁中的膳食纤维，还可以让果汁口感变得更加顺滑、饱满。

早餐烹饪选择玉米油

玉米油又叫粟米油、玉米胚芽油，它是从玉米胚芽中提炼出来的油，这种提炼方法最大限度地将玉米胚芽中的"精华"营养保留了下来。不饱和脂肪酸、植物甾醇、维生素 E，是玉米油中浓缩的玉米的"精华"营养。这三种成分对心血管可起到"清道夫"的作用。玉米油中含有丰富的不饱和脂肪酸，其中人体的必需脂肪酸——亚油酸就占了一半。不饱和脂肪酸有助于改善人体内脂肪及胆固醇的代谢，减少血液中胆固醇的沉积，能起到预防动脉粥样硬化和冠心病的作用。玉米油中的植物甾醇可在消化道中与胆固醇形成"胶粒"，减少胆固醇的吸收，从而降低血胆固醇。玉米油中含有的天然维生素 E，在人群观察研究和动物干预实验研究中已证实，其与不饱和脂肪酸、植物甾醇一样，具有预防动脉粥样硬化和冠心病的作用。

除此之外，根据科学家研究，玉米中富含长寿因子谷胱甘肽，这种物质可以在食物中硒的参与下，生成具有恢复青春、延缓衰老的功能的谷胱甘肽氧化酶。除此之外，玉米中富含的胡萝卜素，可以被人体吸收后转化为对眼睛和皮肤都有好处的维生素 A。玉米油还有润肠通便之功，能加速体内宿便和其他毒物的排出，从而减少结肠癌发生的可能性。

除上述营养物质之外，玉米所特有的黄体素、玉米黄质可以对抗眼睛老化，补益心脏的相关细胞，从而增强人的思维能力，让人变得思维敏捷。

橄榄油是早餐的好帮手

橄榄油在地中海沿岸国家有几千年的历史，在西方被誉为"液体黄金""植物油皇后""地中海甘露"，就是因为其极佳的天然保健功效、美容功效和理想的烹调用途。可供食用的高档橄榄油是用初熟或成熟的油橄榄鲜果通过物理冷压榨工艺提取的天然果油汁，是世界上唯一

以自然状态的形式供人类食用的木本植物油。

橄榄油对人体有以下好处：

1. 防辐射作用

由于橄榄油含有多酚和脂多糖成分，所以橄榄油还有防辐射的功能，因此橄榄油常被用来制作宇航员的食品。经常使用电脑者更视其为保健护肤的佳品。在长时间使用电脑之前，可以用橄榄油按摩面部及眼角，也可以通过使用富含橄榄油的沐浴品来达到相同的作用。

2. 制作婴儿食品

从其成分和可消化性看，橄榄油是最适合婴儿食用的油类。婴儿一半的热量来自于母奶中的油脂，在断奶后，所需要的热量就要通过饮食中的油脂获得。橄榄油营养成分中人体不能合成的亚麻酸和亚油酸的比值和母乳相似且极易吸收，能促进婴幼儿神经和骨骼的生长发育，是孕妇极佳的营养品和胎儿生长剂，对于产后和哺乳期是很好的滋补品。

3. 保护皮肤

橄榄油富含与皮肤亲和力极佳的角鲨烯和人体必需脂肪酸，能迅速被吸收，有效保持皮肤弹性和润泽；橄榄油中所含丰富的单不饱和脂肪酸和维生素 E、K、A、D 等及酚类抗氧化物质，能帮助消除面部皱纹，防止肌肤衰老，有护肤护发和防治手足皲裂等功效，是可以"吃"的美容护肤品，另外用橄榄油涂抹皮肤能抗击紫外线防止皮肤癌。

4. 提高内分泌系统功能

橄榄油能提高生物体的新陈代谢功能。这是因为橄榄油中含有80%以上的单不饱和脂肪酸和 ω-3 脂肪酸，而 ω-3 脂肪酸中的 DHA 可以增加胰岛素的敏感性，细胞膜中不饱和脂肪酸的含量越高，拥有的双键数量越多，其活动性就越强。而有着 6 个双键的 DHA 是最不饱和脂肪酸，因此也就让细胞膜最具活动性。活动性强的细胞膜胰岛素受体的数量多，对胰岛素也就越敏感。当人体摄入适当比例的脂肪酸时，新陈代谢就更为正常，而发生肥胖、糖尿病的概率就会降低。最新研究结果表明，健康人食用橄榄油后，体内的葡萄糖含量可降低12%。所以目前橄榄油已成为预防和控制糖尿病的最好食用油。

5. 对骨骼系统的益处

橄榄油中的天然抗氧化剂和ω-3脂肪酸有助于人体对矿物质的吸收，如钙、磷、锌等，可以促进骨骼生长，另外ω-3脂肪酸有助于保持骨密度，减少因自由基（高活性分子）造成的骨骼疏松。

6. 防癌作用

由于橄榄油中含丰富的单不饱和脂肪酸与多不饱和脂肪酸，其中多不饱和脂肪酸中的ω-3脂肪酸能降低癌肿从血液中提取的亚油酸的数量，使癌肿戒除了一种非常需要的营养物质。ω-3脂肪酸还能与ω-6脂肪酸争夺癌肿在代谢作用中所需要的酶，使癌细胞的细胞膜更为不饱和，变得易于破坏，能抑制肿瘤细胞生长，降低肿瘤发病率，因此它能防止某些癌变（乳腺癌、前列腺癌、结肠癌、子宫癌）。此外，ω-3脂肪酸（多不饱和脂肪酸）还可以增加放疗及化疗的功效，放疗及化疗是通过自由基（高活性分子）的爆发攻击细胞膜，来杀死细胞的。当细胞膜受到足够的伤害时，癌细胞就会发生自毁作用。而ω-3脂肪酸让细胞膜更易受到自由基的攻击，从而增加了化疗和放疗的功效。

7. 促进血液循环，减少血栓的形成

橄榄油能防止动脉硬化以及动脉硬化并发症、高血压、心脏病、心力衰竭、肾衰竭、脑出血。在阿尔特米斯·西莫普勒斯博士所著的《欧米茄健康·简单易行的长寿计划》一书中提到食用油中ω-6脂肪

酸会使动脉收缩，从而迫使心脏超负荷工作，造成高血压。而橄榄油中的 ω－3 脂肪酸能增加氧化氮这种重要的化学物质的量，可以松弛你的动脉，从而防止因高血压造成的动脉损伤。另外 ω－3 脂肪酸还可以从两个方面防止血块的形成。首先，它能降低血小板的黏稠度，让血小板与纤维蛋白原不易缠绕在一起；其次，ω－3 脂肪酸能降低纤维蛋白原的量，这样就大大减少了血栓形成的机会。

8. 改善消化系统功能

橄榄油中含有比任何植物油都要高的不饱和脂肪酸、丰富的维生素 A、D、E、F、K 和胡萝卜素等脂溶性维生素及抗氧化物等多种成分，并且不含胆固醇，因而人体消化吸收率极高。它有减少胃酸、阻止发生胃炎及十二指肠溃疡等病的功能；并可刺激胆汁分泌，激化胰酶的活力，使油脂降解，被肠黏膜吸收，以减少胆囊炎和胆结石的发生。还有润肠功能，长期食用可以有效缓解便秘。

9. 抗衰老

橄榄油众多成分中，胡萝卜素和叶绿素赋予橄榄油黄绿色，叶绿素起新陈代谢作用，促进细胞生长，加速伤口愈合。橄榄油还有助于美化人的外表，减少皱纹的产生。实验表明，橄榄油含有的抗氧化剂可以消除体内自由基，恢复人体脏腑器官的健康状态，能防止脑衰老，并能延年益寿。

10. 预防心脑血管疾病

橄榄油可以从多方面保护心血管系统：①它通过降低高半胱氨酸（一种能损伤冠状动脉血管壁的氨基酸）防止炎症发生，减少对动脉壁的损伤。②通过增加体内氧化氮的含量可松弛动脉，降低血压。③橄榄油中的单不饱和脂肪酸能够降低 LDA 胆固醇的氧化的作用。④橄榄油中所含有的一种叫角鲨烯的物质，可以增加体内 HDL（好胆固醇）的含量，降低 LDL（坏胆固醇）的含量。最新的研究证明。中年男性服用橄榄油后，平均胆固醇下降了 13%，其中具有危险的"坏"胆固醇竟下降了 21%。⑤橄榄油能通过增加体内 ω-3 脂肪酸的含量来降低血液凝块形成的速度。

11. 橄榄油与血压

高血压是指动脉高血压。当人体血压读数持续保持在 140/90 毫米汞柱以上时，就是高血压。高血压是动脉硬化发展过程中主要的风险因素之一。它与高胆固醇、肥胖、糖尿病一起，并称为发达国家的主要健康问题。橄榄油与其他食用油相比，同样量的橄榄油，其对血压的负面影响最小。

正是因为橄榄油有如上好处，所以我们在平时早餐当中，完全可以用橄榄油代替凉拌油，或者用馒头或者面包蘸橄榄油，加上适量水果或者蔬菜，就是一顿快速健康的早点。

早餐不宜吃辛辣

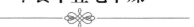

俗话说"病从口入"，心脏是人体的重要器官，想保护心脏就需要从饮食上减轻心脏的负担。因为心脏属火，所以保护心脏的饮食原则就要以清淡为主，同时兼顾营养，尽量保持饮食营养均衡。尤其要少吃或者不吃油腻、辛辣的食物。

油腻、辛辣的食物过于燥热，往往会消耗人体大量的津液，导致心火上延，轻则造成口干口苦，重则导致急性心脏疾病发生，甚至会危及生命。

酥皮点心要少吃

酥皮点心一直是被中国人尤其是老年人喜欢的传统点心。有些老年人认为酥皮点心清淡、易消化，其实不然。从制作工艺上说，酥皮一般是由猪肉或者黄油与面粉混合后制作成的，加之馅心大多是由面粉与油脂制成，因此无论是从热量还是对心脏危害的角度上说，酥皮点心的危害一点都不比油炸食物少。所以为了健康，中老年人一定要少吃或者不吃酥皮点心。

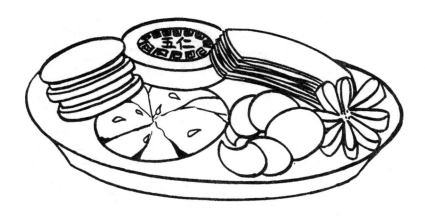

早餐过多食用高脂食物易诱发心脏病

随着商品的日益丰富，人们的餐桌上出现了越来越多的高脂肪食物，但是，过多摄入高脂肪食物，就会导致血液当中的胆固醇和甘油三酯含量在血液中长期处于高水平状态，一旦这些物质超过了人体的利用限度，其剩余的部分就会堆积在人体的多个脏器内，尤其会堆积在心脏以及心脏附近的动脉血管当中。长久下去，必然会导致动脉血管硬化，迫使心脏不得不长期超负荷工作，最终导致心脏病的发生。

小心"植物黄油"

提到高脂肪饮食，人们往往会想到动物脂肪，但是却往往忽略了"植物黄油"这个健康杀手。

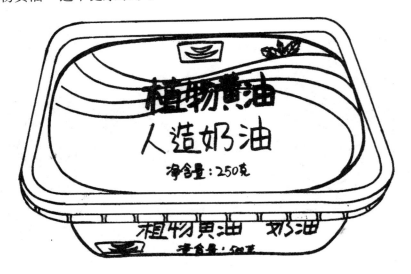

植物黄油，又被称为人造黄油，是将植物油部分氢化以后，加入人工香料仿造的具有类似黄油味道的替代品。虽然植物黄油在很多情况下可以代替动物黄油使用，但是其反式脂肪酸含量却远远超过动物脂肪。而反式脂肪酸恰恰是导致心脑血管疾病和冠心病的元凶之一。除此之外，反式脂肪酸还会诱发乳腺癌等恶性肿瘤、哮喘、糖尿病、过敏等疾病，同时还会导致女性患不孕症。孕妇如果大量摄入植物黄油，还会对胎儿产生极大的不良影响。

所以，我们在平时购买食品的时候，一定要注意其配料表中是否有"氢化植物油"、"植物黄油"、"人造黄（奶）油"等字样，谨慎购买和食用。

早餐过多食用动物肝脏不利于养心

很多人都知道，过量食用肉类不利于养心，实际上大部分的动物内脏脂肪和胆固醇的含量都高于肌肉。尤其是猪肝、猪肠、猪脑等所含的胆固醇和脂肪最高。以传统观念中的明目佳品——猪肝为例，100 克猪肝当中，胆固醇含量高达 288 毫克，是瘦猪肉的 3.5 倍。长期食用动物肝脏，容易引起高脂血症、动脉粥样硬化等严重危害心脏系统的疾病。

除了胆固醇、脂肪含量较高之外，动物肝脏在食品安全方面也存在极大的问题，因为在养殖期间，由于饲料、饮水和环境等种种问题，动物往往将大量的污染物摄入体内，其中较多的当属重金属、残留农药、抗生素、饲料添加剂、激素，以及各种各样非法使用的添加剂（如盐酸克伦特罗，也就是俗称的瘦肉精）等。有毒物质往往会在肝脏等内脏当中进行代谢并且累积，而这些物质，都对心脏有着极大的危害。

预防心脏病，不但要控制脂肪，更要控糖

为了保证我们的心脏健康，在日常生活当中，我们要尽量减少糖类的摄入。因为糖类在进入人体之后，往往会被迅速吸收，导致血糖值急

速升高，这就迫使身体要大量分泌胰岛素才能降低血糖，而胰岛素在降低血糖的同时，还会产生另一种副作用，那就是将糖分转化成为三酰甘油，而三酰甘油是造成血液黏稠和粥样动脉硬化的因素之一。所以，为了预防心脏病，我们在日常饮食当中，不但要控制脂肪，更要控糖。

鱼子、蛋黄伤害心脏

鱼子、蛋黄的主要成分是脂肪，含量高达 50% 以上。

根据最新的科学研究，长期吃鱼子、蛋黄等食品，会严重损害血管健康，尤其是对于那些已经出现动脉硬化的患者。鱼子、蛋黄的摄入量越多，血管的动脉硬化症状就越明显，对心脏的危害也就越大。

温馨提醒：

吃得过饱，危害心脏

食文化，是中国的传统文化之一。面对各种美食，很少有人能够管住自己的嘴巴。很多人在吃得过饱之后，会出现喘不过气来的现象。之所以会出现这种现象，首先是因为人在吃饱之后，胃部体积变大，积压心脏和其他脏器，导致出现憋气的现象；其次，过量进食，就意味着要有大量的血液流入胃肠道中帮助消化，这也意味着流入心脏的血液也会大大减少，以至于造成心脏供血不足，而心脏供血不足，往往会导致心肌梗死和脑梗死。此外，长期吃得过饱，会经常导致腹腔内脂肪堆积过多，挤压心脏，造成心脏不适。

为了避免伤害心脏，我们在进食的时候，应该保证七成饱，而且要多吃蔬菜和水果，少吃肉类，保证营养平衡。

山楂不利于心脏病患者

山楂是一种药食两用食材，具有平喘化痰、消食开胃、化痰行气、化滞消积、活血散瘀等功效。但是，心脏病患者却不能多食山楂。

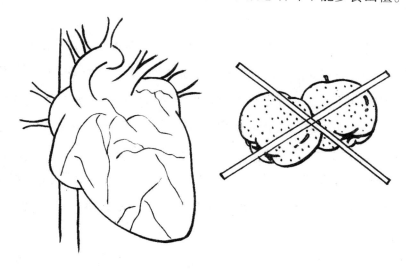

首先，对于女性心脏病患者而言，山楂会加速子宫收缩，从而连带加速心脏跳动，严重的时候甚至会导致心脏病发作。

其次，心脏病患者，大多有"心气不足"的问题，但是山楂恰恰是以"破气"的形式去消积滞的，所以一旦食用过多，必然会导致元气损伤，这对"心气不足"的心脏病患者来说更是雪上加霜。

除此之外，山楂中的果胶和单宁酸含量较高，这些物质容易与心脏病患者经常服用的药物相克，抵消药效，甚至会与药物发生化学反应，产生有毒物质，危害心脏健康，甚至会导致猝死。

过量食用油炸食品伤心脏

最新医学统计结果显示，全世界大概有 30% 以上的心脏病发作与过量摄入油炸食品有着密切关系。之所以会这样，主要有以下几个原因：

1. 油炸食品含有大量的反式脂肪酸，人体摄入这种物质的量越大，心脏病发作乃至猝死的危险性就越大。这是因为反式脂肪酸进入体内之后，不但难以被人体分解利用，而且会像垃圾一样阻塞血管，最终导致血栓的出现。反式脂肪酸还会堆积在血管壁上，导致血管壁变得又硬又脆，两方面的危害夹击之下，就容易导致血管破裂，产生意外。

2. 油炸食品是难以消化的，长期食用不但会给肠胃造成沉重的负担，而且会导致很多本来应该流向心脏的血液流向肠胃，导致心脏缺血出现问题。

3. 大多数油炸食品都比较干，比较硬，在消化这些食品的时候，需要消耗人体大量的津液，使得本来就属火的心脏更干更燥，长此以往，必然会危害心脏健康。

4. 高温油炸的烹调方式易使食物中的营养物质，尤其是维生素受到严重破坏。因此，油炸食物味道虽好，实际上却是没有什么营养的垃圾食品。

现在大多数油炸食品所用的油都是多次使用的，其中含有大量的致癌物质，加上油炸食品在下锅之前往往会出于色泽和口味的需要添加亚硝酸盐进行腌制，这些物质都会对我们的身体造成危害，尤其会间接或者直接严重损害心脏健康。

烤制食品会对心脏造成危害

很多人喜欢早上吃烧烤食品，认为烧烤食品没有多余的油脂，甚至其中部分脂肪已经在高温下化作液体滴落，因此在很多人看来，食用烤制食品比较健康，可事实并非如此。长期食用烤制食品，会对心脏造成危害。

1. 烧烤食物普遍具有脂肪高、热量高的特点，长期食用这些食物，必然会给心脏造成危害。

2. 烧烤食品在制作过程中，会产生大量的焦油和有害物质，因此，吃烧烤对健康的危害性等同于吸烟。

3. 烧烤食品大多性质十分燥热，容易导致心火亢盛，让人上火。

4. 烧烤食物往往存在不能完全熟透的问题，因此可能存在寄生虫感染等食品安全隐患。

所以，无论是从食物营养，还是从食品安全角度来说，烧烤食品对于心脏病患者来说都是禁忌。

蛋白质摄入过多伤肾

提到早餐，人们就会想到食用蛋白质含量较高的食物。的确，蛋白质是人体必需的营养物质，重视蛋白质的摄取是应该的，但这不代表"高蛋白食物吃得越多越好"。健康人群通过均衡饮食，就足以补充每日所需的蛋白质。但现在很多职场人士经常应酬，食用大鱼大肉，蛋白质摄入量严重超标。长期的高蛋白摄入会增加肾脏负担，甚至使肾脏长期处于"超负荷"状态。已有肾功能损伤的人群，蛋白质的摄入更要严格控制，一定要咨询肾脏科医生，并在营养科医生的指导下制定食谱。

最重要的是，蛋白质并不仅限于鸡蛋、牛奶，各种肉类、海鲜以及豆类都含有较高的蛋白质。若是热衷于食用高蛋白食物，又或者盲目补充高蛋白营养品时，就会加重肾脏排泄负担，而且还会产生过多的尿酸和尿素氮等代谢废物，使肾脏不能正常的工作。

早餐要避免食品污染

目前，随着全球环境的普遍恶化，食品污染不仅是中国面临的问题，而且也是全世界亟待解决的问题。食品污染不仅仅包括农药残留等环境造成的污染，还包括辐射、基因突变等人为造成的污染。

我们在文中已经反复说过，肾脏是人体最重要的排毒器官，但是别忘了，肾脏的排毒能力是有限的，而且这些污染物被我们摄入体内之后，在体液的循环之下，必然会对肾脏产生不同程度的危害，甚至会危及生命。

虽然我们无法改变我们所在的大环境，但是我们完全可以通过自己的努力，减少对自己的伤害，例如，尽量避免食用转基因食品，在食用蔬菜之前尽量冲洗干净等等。

简单快速，做出美味早餐

很多人因为工作紧张，或者为了睡个懒觉，经常不吃早餐，或者在外面草草解决早餐，所以，本书为大家推荐几道简单而又美味的早餐，让大家从早晨开始保证营养。

花椰菜豆浆芝士汤

【原料】花椰菜 250 克，豆浆 200 克，车打芝士 50 克，黄油 10 克，番茄沙司 2 勺，盐、胡椒适量。

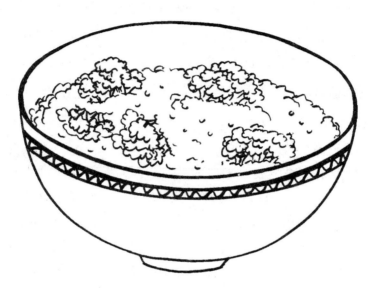

【做法】豆子提早泡一夜，加上四倍的水，一同放入食品处理机，高速打 4 分钟；倒出一大杯放微波炉高火 5 分钟，直接喝。此外，较浓稠的一半，用来做汤，将洗好的花椰菜，打成滑腻的蔬菜豆浆汁备用；热锅消融黄油，倒入打好的蔬菜豆浆汁中搅拌，沸腾后加入车打芝士、胡椒、盐，持续搅动 5 分钟；淋上番茄沙司，一份香滑好喝的蔬菜浓汤就做好了。

咸火腿脆皮比萨

【原料】面粉 200 克，酵母 3 克，盐 3 克，橄榄油 10 毫升，意大利肉酱 60 毫升，马苏里拉奶酪 100 克，咸火腿 6 片，小青红椒各 3 根。

【做法】①将酵母倒入温水中搅匀，5 分钟后，将酵母水倒入面粉中揉融合团，加入盐和橄榄油，延续揉成平滑的面团。②盖上一层保鲜膜，饧发 1 小时，至面团蓬发。将发好的面团中的空气揉出去，再盖上保鲜膜，二次饧发半小时。拿出后，揉出面团中的空气。③将案板上撒些干面粉。将面团用手压扁，擀成 2 毫米的薄片。纳入烤盘中，刷一层意大利肉酱料。④将 1/3 马苏里拉奶酪匀称地撒在面饼上，再铺上咸火腿片，撒上剩余的 2/3 马苏里拉奶酪，最后把切好的青红椒丁撒上。⑤烤箱预热后，用 200 摄氏度的温度，烘烤 15 分钟即可食用。

意大利面蛋饼

【原料】意大利面 100 克，鸡蛋 2 个，洋葱 1/4 个，奶酪粉 一大勺，盐、番茄酱、橄榄油各适量。

【做法】①水锅中放一小勺盐，加意面煮熟捞出来沥干水，切成段。②洋葱切小丁，鸡蛋打入碗中，加洋葱丁、奶酪粉、盐、意面拌匀。③平底锅加橄榄油烧热，倒入面蛋糊，两面煎黄，吃的时候挤上番茄酱。

【注意】煮面的时候加点盐更容易煮一些；约 8 分钟煮好；煎的时候一面凝结了再翻动，否则会散。

鸡肉土豆火腿沙拉三明治

【原料】面包片 9 片，鸡蛋 2 个，火腿 5 克，胡萝卜 100 克，黄瓜 50 克，土豆 100 克，鸡脯肉 50 克，生菜 50 克，牛肉片 50 克，沙拉酱、盐、胡椒粉各 5 克。

【做法】①土豆、胡萝卜洗净去皮，二者切成大块蒸熟后取出切小丁。②鸡脯肉洗净后纳入锅中，白水煮熟，然后捞出沥去水分切丁。③鸡蛋煮熟后切丁，只用蛋白。④火腿，黄瓜切丁备用。⑤将所有切丁的资料混杂，加沙拉酱、盐、胡椒粉，拌匀即成鸡肉土豆火腿沙拉。⑥面包片切去四边，遵照自己喜爱的次序分别参加鸡肉土豆火腿沙拉、牛肉片、生菜叶，面包片可涂抹沙拉酱，增添口味的同时，也使食物与食物之间更加具有粘合力，使你的三明治更加有形。

虾仁蛋羹

【原料】鲜虾6个，香葱5克，鸡蛋2个，盐2克，温水50毫升，鸡粉1克，香油5克。

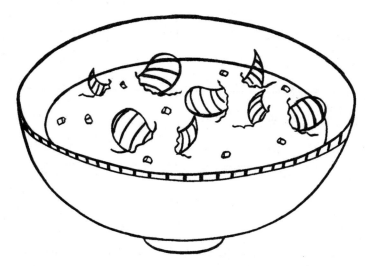

【做法】①虾清理干净，只取虾仁。②鸡蛋打散，加入少量的盐和鸡粉调味。③预备一杯温水（30度左右）或鸡汤，把温水加入到蛋液中，水和鸡蛋的比例约为2比1。④朝一个方向搅动，把上面的泡沫清理干净。⑤在蒸之前，先在容器的内壁上抹上少许香油，吃完蛋羹后，容器不会沾满了鸡蛋不易清洗。⑥把蛋液倒入到容器里，9分满即可，然后盖上盖子或扣个盘子，什么都不盖也可以。⑦蒸的时候必须要等水开，水冒热气后，再把蛋液纳入蒸锅隔水蒸。先大火再转慢火，一般1、2分钟后就能够转慢火了，蒸锅的盖子要留缝，不要盖严密了，边蒸边跑气，蒸出来的蛋羹才不会有蜂窝，口感也不会老。蒸制10～15分钟，要蒸锅的水开后再计算时间。到7、8分熟时可加入虾仁继续蒸。

蒸好后加葱末、滴入香油即可。依据自己的爱好，还能加入肉末、蒸鱼豉油、虾米、干贝、火腿丁、咸肉丁、醋、酱油等。

胡萝卜蛤蜊粥

【原料】白粥1锅大概1000克，蛤蜊肉100克，胡萝卜50克，姜丝5克，芦笋50克，麻酱30克，盐2克。

【做法】①白粥煮开，加入胡萝卜煮10分钟。②加入泡好的蛤蜊肉、姜丝延续煮15分钟。③芦笋过热水切丁用少量盐、麻酱拌一下，配胡萝卜蛤蜊粥同时食用。

厨艺早餐燕麦饼

【原料】黄油60克，砂糖50克，蛋面粉各100克，燕麦75～100克，牛奶100毫升，葡萄干50克，花生碎20克。

【做法】①黄油加热融化成液体后拌入砂糖搅匀。②打一个鸡蛋入黄油糖中，并搅动均匀。③将面粉过筛，再与燕麦片、泡打粉混合，加水，搅动成面糊，再在面糊中加入牛奶、葡萄干、花生碎。④将面糊分成若干个小饼，放在铺好锡纸的烤盘上，烤箱预热5分钟，以180度烤10～15分钟即可。

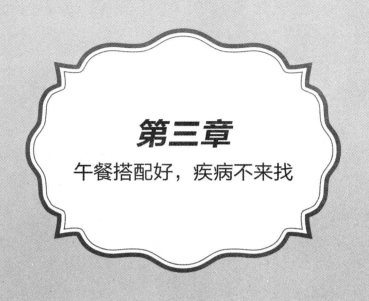

第三章

午餐搭配好，疾病不来找

　　有句俗话说的好，一日三餐，早餐要吃好，午餐要吃饱，晚餐要吃少，所以一日三餐对于我们每一个人来说都是非常有讲究也是非常重要的。午餐是一天中最重要的一顿饭，它提供的能量占一个人全天消耗能量的40%。午餐要想保证充分的能量，含蛋白质、维生素和矿物质的食物必不可少。午餐前半小时，最好吃些水果。米饭是最好的主食，如果再加入含优质植物蛋白的豆制品，营养就会更全面。蔬菜中，丝瓜、藕等含纤维素较多；除此之外，还可选择芹菜、蘑菇、萝卜等。荤菜尽量选择含脂肪少的，如牛肉、鸡肉等。饭后，最好喝点酸奶促进消化。午餐如何搭配不仅仅是一门艺术，更是一门科学。

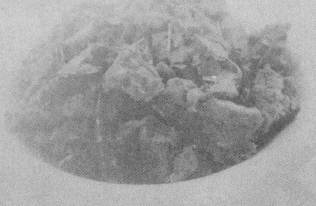

午餐食材有讲究

俗话说"中午饱，一天饱"，说明午餐是一天中主要的一餐。由于上午体内热能消耗较大，午后还要继续工作和学习，因此，不同年龄、不同体力的人午餐热量应占他们每天所需总热量的40%。主食根据三餐食量配比，应在150～200克左右，可在米饭、面制品（馒头、面条、大饼、玉米面发糕等）中间任意选择。副食在240～360克左右，以满足人体对无机盐和维生素的需要。副食种类的选择很广泛，如：肉、蛋、奶、禽类、豆制品类、海产品、蔬菜类等，可按照科学配餐的原则，在其中挑选几种，相互搭配食用。一般宜选择50～100克的肉禽蛋类，50克豆制品，再配上200～250克蔬菜，也就是要吃些耐饥饿又能产生高热量的食物，使体内血糖继续维持在高水平，从而保证下午的工作和学习。但是，中午要吃饱，不等于要暴食，一般吃到八九分饱就可以。若是白领族少体力劳动的工作人群在选择午餐时，可选简单一些的清烫茎类蔬菜菜肴、少许白豆腐、部分海产植物作为午餐的搭配。

一般来说，午后是心脏病的高发时段，所以午餐不妨多吃以上几类食品，满足口福的同时亦可保养心脏。

午餐必须吃主食

很多人在吃饭时只吃菜不吃饭，可肉类和鱼类几乎不含碳水化合物，除了含有70%的水分和少量矿物质外，就是蛋白质和脂肪了。如

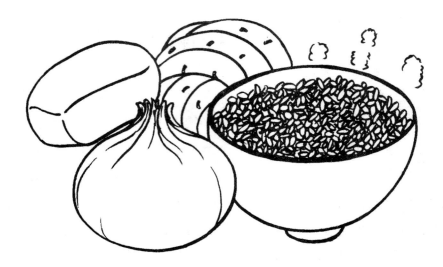

果大家经常不吃主食，餐餐都是大鱼大肉，后果是什么呢？

这就意味着胃里少了淀粉食物，而那些高蛋白质食物不能提供足够的碳水化合物，身体的能量供应成了问题，就只好从蛋白质里分解。蛋白质分解供能产生大量废物，增加肝脏和肾脏的负担，促进大肠的腐败菌增殖，增大了肠癌风险。

根据研究发现，每人每天都应该摄入 250～400 克碳水化合物，也就是 5～8 两的主食。这 5～8 两不是固定的，因个人的劳动量、体重、性别、年龄而异。比如工人干活繁重，一天要吃 750 克；有些体形偏胖的女同志，工作量很轻，150～200 克就够了。调控主食可以调控体重，这是最好的减肥办法。

据国家统计局统计，1995 年我国城镇居民年人均消费粮食 97 千克，比 1990 年减少 33 千克。从 1991 年到 1996 年，肉类从 27.1 千克增加到 49.5 千克，蛋类从 8 千克增加到 16 千克，水产品从 11.7 千克增加到 22.9 千克，蔬菜从 178.7 千克增加到 225 千克，水果从 19.1 千克增加到 38.3 千克。

我们在生活中也不难发现，人们的主食摄入量变小了，某些慢性病的发病率开始节节上升。

曾经有这样一则报导，有个女大学生为了保持魔鬼身材，竟一年多不进主食，一日三餐只吃黄瓜等蔬菜水果，结果因营养不良住进了医院。

最不可理解的是，有些孕妇，为了让胎儿得到更多的营养，每隔两三天都要吃一次龙虾、蛋白粉，却常常少吃或是不吃主食，以便省出肚子来吃补品。结果检查时发现蛋白质超标。蛋白质超标不但容易增加罹患妊娠性糖尿病、妊娠性高血压的风险，而且还有生产"肥大儿"的危险，也可能发生分娩困难。

很多人不吃主食是认为主食没有营养，其实，主食中含有丰富的碳水化合物、膳食纤维、维生素和矿物质。由于它们体积大，可以使人产生饱腹感，在一定程度上可以起到节制饮食的作用。减肥的诀窍在于减少高热量食品的摄入，而不是去掉主食。仅靠蔬菜水果充饥，不仅容易饥饿，而且可能伤害脾胃。长此以往，还可能诱发神经性贪食症和厌食症。最糟糕的是，不吃主食的减肥方式会损失蛋白质，降低基础代谢率，也就是说削弱了身体消耗热能的效率。一旦恢复主食，体重马上就会反弹。

合理选择主食是健康午餐的关键。临床实验证明，如果午餐时候主食摄入量太少，人就处于半饥饿状态，容易出现反应性高血糖，引起低血糖抗病能力下降。长此下去，患者身体消瘦，脂肪异生，易得高脂血症等各种并发症，给身体造成伤害。

那么，怎样吃主食才最健康？对于健康人来说，主食还是清淡为好。现在人们生活富裕了，原来每餐必不可少的米饭、馒头被很多人冷落，仿佛主食不加点滋味就显不出生活档次。于是，餐馆的主食是油酥饼、抛饼、肉丝面、鸡汤米粉、馅饼、小笼包、油炸小馒头，家里吃油酥饼、炒饭、肉饺。但大家想过没有，这些"花样"主食都加入了大量的盐和油脂，吃得过多，对健康有害无益。一餐吃下二两咸味主食，就相当于多吃进去 2 克食盐。包子、馅饼和饺子都有肉馅，脂肪含量都在 30％ 以上。炒饭里裹着一层油，常常还配着鸡蛋、火腿丁等高脂肪配料菜肴。所以，"花样"主食虽然味美，但却像糖衣炮弹，有着很多潜在的危害。

午餐适量吃点坚果类——降低患心脏病风险

日常生活中的坚果一般包括两大类，一类是树坚果，包括杏仁、榛子、板栗、白果（银杏）、开心果、腰果、松子、核桃、夏威夷果等；另一类是草本植物的种子，包括花生、南瓜子、葵花子、西瓜子等。

坚果的营养十分丰富，不但含有大量的碳水化合物、脂肪、蛋白质等，还含有大量 B 族维生素、维生素 E 以及磷、钙、锌、铁等多种微量元素以及大量膳食纤维。除此之外，坚果当中还含有丰富的不饱和脂肪酸。

坚果当中所含的各种丰富的营养物质可以有效清除人体新陈代谢所产生的自由基，防止人体血管和心脏被氧化，还可以清理人体血管，调节血脂，降低心脏病的发生率。

不过，由于坚果含有大量的脂肪，所以要达到养心的目的，就要控制食用量。容易上火的人群，以及正在减肥或者正在控制血压、血脂的人群不宜多吃。

核桃仁炒丝瓜

【原料】生核桃仁 50 克，丝瓜 200 克，精盐、橄榄油、白糖各适量。

【做法】①丝瓜洗净去皮，切成 5 毫米左右的大厚片备用，核桃仁不用改刀。②油锅在火上烧热，倒入橄榄油，随即倒入丝瓜和剥好的核桃仁翻炒。③翻炒 1 分钟左右，加入 50 毫升左右清水，继续翻炒。④加入适量白糖，快速翻炒，见糖化即离火。⑤以少许精盐调味，即可食用。

【功效】益心健脑、清热解毒、美容通便、去心火安心神。主治因心火过盛导致的咳嗽痰多，口干舌燥以及便秘、小便赤黄、痤疮等症状。

【注意】对丝瓜过敏的人严禁食用，烹饪的时候，坚持少油少盐低糖的原则，只有这样，才能保证该菜具有保健功效。

午餐过量喝咖啡容易肾结石

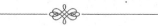

很多人，由于在午餐之后要继续工作，所以经常会选择咖啡作为佐餐饮料，殊不知，这样做，看似有精神了，实则危害了健康。

过量饮用咖啡对肾脏的危害首先来自于其中所含的咖啡因，因为咖啡因有兴奋神经、刺激血管等作用。过量饮用咖啡还会引起尿频尿急等现象。如果短时间内连续喝 3 杯咖啡，就会出现情绪紧张、忧虑、呼吸困难以及肾脏有胀痛感等现象，严重的时候，还会引发急性肾衰。因此，咖啡虽好，不是人人都适用，尤其不适用于未成年人和肾脏有问题的中老年人。

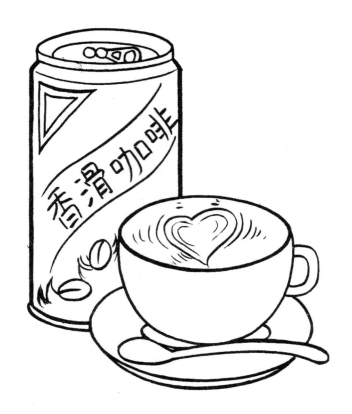

午餐喝饮料容易伤身

大多数人在午餐时，尤其是在食用西式午餐的时候，经常会喝一些饮料，殊不知，午餐喝饮料容易伤身。

虽然大多饮料酸酸甜甜的，口味较好，但是由于饮料普遍酸性较重，饮用后会在短时间内改变人体的酸碱平衡，而酸碱平衡被破坏直接损伤的是肾脏。加之很多饮料当中都含有大量的添加剂和色素，这些物质日久天长地堆积在肾脏当中，必然会对人的身体造成很大的伤害。

随着生活和工作节奏的加快，越来越多的人在疲劳的时候饮用一些提神饮料，实际上，这些提神饮料当中不但具有上述饮料当中伤害肾脏的成分，而且还含有大量的兴奋成分，这些成分不但刺激肾脏，而且会伤害心脏等其他脏器。

除此之外，一些人经常一年四季在午餐的时候喝冰冻的饮料，这种做法，不但损伤肾脏，甚至有可能引起心脏病。因为中午是一天当中气温最高的时候，这个时候喝冷饮，必然会给心脏巨大的刺激，时间久了必然会导致心脏健康受损。

午餐后趴桌睡，毛病缠上身

大多数人，在经历了一上午的工作之后，加上消化午饭需要耗损一部分的血液，所以会大脑因暂时的供血不足而困倦，所以上班族往往会在午饭之后趴在桌子上睡觉，这样做虽然暂时解决了犯困的问题，但是容易让各种各样的毛病缠上自己的身体，因为趴着睡对消化系统、循环系统、脊椎都没有好处。

眼部疾病

大多数人在趴着睡觉的时候往往会压迫眼球，时间久了会使眼球涨大、眼轴增长，很容易损伤眼角膜和视网膜，引起角膜变形、弧度改变，还可能导致眼压升高，诱发青光眼。午餐后趴桌睡会影响视力，形成高度近视，增加青光眼发病率和加速散光。

椎肌肉神经疾病

长时间趴着睡容易歪扭颈部及压迫上半身，会使颈部、肩、腰部肌肉处于紧张状态，形成肩颈部肌肉酸痛，造成颈椎及胸椎轻微变形。一个人长期保持低头状态，颈部的生理弯曲呈开口向后的"C"形状，趴桌睡时，脖子前弯，违反了颈部生理状态，长时间弯曲上半身，会引发脊柱弯曲，出现腰肌劳损等症状。

消化道疾病

由于午餐后体内需较多血液流向胃肠道，帮助消化吸收，同时至少需一小时才能把胃部食物排空，若餐后随即在桌上趴睡，因身体弯曲度增加，胃肠会受到压迫，增加蠕动困难，降低消化能力，易造成胃肠气胀，引发慢性胃炎，这可能就是东方人消化道疾病较多的主要原因之一。

呼吸道疾病

趴桌午睡导致身体弯曲度增加，必然会压迫肺部，增加肺部负担，又因血液、氧气供应不足，肺部不能好好舒展，导致呼吸不顺，会影响呼吸功能。女性更会因趴睡压迫胸部，诱发心脏或乳腺疾病。

心脑血管慢性疾病

中午是全身血液尤其是心脑血管循环最快时刻，趴桌午睡因严重弯曲头颈部及胸部，会压迫颈动脉、心、肺、胃肠等器官，增加心、肺负担，加上午餐后，体内需较多血液流向胃肠来帮忙消化吸收，导致头部血液供应不足，氧气供应不足，引起呼吸不顺，醒后会出现头昏、眼花、耳鸣等大脑缺血缺氧的症状。

手臂桡神经疾病

人们趴在桌上，往往会以手臂当枕睡，会因压迫手臂桡神经，造成手臂神经麻痹，影响正常血液循环及神经传导，致使大拇指与食指酸痛麻，无法拿筷子、笔，并导致肩痛、手臂酸痛等局部性神经麻痹。此外，趴桌午睡时，脸的颜面神经受压迫、损伤，可引发神经麻痹或脸部

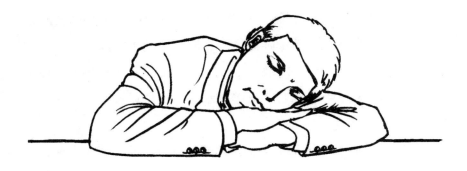

变形；单侧颈动脉的血流量因趴睡姿势而变小，易引发宿疾。

午餐适当吃一点薏苡仁——保护心脏健康

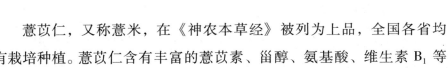

薏苡仁，又称薏米，在《神农本草经》被列为上品，全国各省均有栽培种植。薏苡仁含有丰富的薏苡素、甾醇、氨基酸、维生素 B_1 等物质，所以薏苡仁不但能够利水渗湿，而且有助于清热排脓，防治肌肉风湿，同时还能健脾止泻。

尤其在炎炎夏日，薏苡仁更是优良的养生食材，因为薏苡仁味甘性寒，可入脾胃肺经。因此薏苡仁可以治疗夏日常见的水肿脚气、食少腹泻，以及肺痈、肠痈等多种疾病。夏日炎热，更会让本来属"火"的心脏雪上加霜，而全国各地越来越严重的桑拿天更是对惧怕湿气的心脏的一种侵害。因此，薏苡仁在夏季更是食疗佳品。

《本草纲目》中记载："薏苡仁阳明药也，能健脾，益胃。虚则补其母，故肺痿肺痈用之。筋骨之病，以治阳明为本，故拘挛筋急，风痹者用之。土能生水除湿，故泻痢水肿用之。"《本草经疏》中记载："性燥能除湿，味甘能入脾补脾，兼淡能渗湿，故主筋急拘挛不可屈伸及风湿痹，除筋骨邪气不仁，利肠胃，消水肿令人能食。"《本草正》中记载："味淡甘，气微凉，性微降而渗，故能去湿利水，以其去湿，故能利关节，除脚气，治痿弱拘挛湿痹，消水肿疼痛，利小便热淋，亦杀蛔虫。"《本草新编》中也记载："最善利水，不至损耗真阴之气，凡湿盛在下身者，最适用之。"

由此可见，薏苡仁的最突出的作用就是排毒祛湿，消除水肿，从而达到其宁心安神的作用，加之薏苡仁的化痰消毒作用，使得薏苡仁可以有效预防因为痰瘀导致的心脏疾病；同时薏苡仁本身性质甘淡平和，所以薏苡仁本身是一种最安全的药食两用的食物。

薏苡仁虽然是个宝，但是由于薏苡仁性寒，而且可以促进子宫收缩，所以孕妇以及虚寒体质的人不能食用，尤其在冬天更是不能食用。

冬瓜薏苡仁排骨汤

【原料】薏苡仁 52 克，排骨 150 克，冬瓜 200 克，水 1.5 升，葱、姜、精盐、黄酒、生抽各适量。

【做法】①先将排骨在清水当中泡 3~4 个小时，以便泡去排骨当中的血水和杂质。②冬瓜切成与排骨面积大小类似的薄片备用。③薏苡仁反复淘洗后浸泡 3 个小时备用。④排骨入冷水锅，锅中加适量黄酒烧开，撇去浮沫，晾凉撇去表面浮油，留汤和排骨备用。⑤将排骨以及排骨汤放入瓦煲中，同时加入薏苡仁、冬瓜片、葱、姜，敞盖大火烧开后盖上盖转小火炖 2 个小时以少许精盐调味，即可饮用。喝汤的同时可以用排骨蘸生抽吃。

【功效】滋阴养心、利水消肿。主治因为饮水过多导致的心脏负担过重、五心烦热等病症。

【注意】排骨应该尽量选择脂肪较少的部位，心脏病患者或者高血压患者可以去掉排骨，只用薏苡仁和冬瓜熬水日常代茶饮即可，这种饮料不仅可以有效消肿利水，而且是一道十分适合潮湿夏日"桑拿天"的清凉饮料。

温馨提醒：

心脏病患者不能大口喝水

心脏病患者，如果一次饮水量过多，水分会快速在肠内被大量吸收，使血液变稀，血量增加，不健全的心脏难以承受这样的负担，会加重病情，使病人出现胸闷、气短等症状，严重者出现梗死。那么，心脏病患者应当如何喝水呢？

心脏病患者在喝水的时候，应该注意少量多次的喝水，绝对不能等到渴了再喝，每次最多喝200毫升，而且每次要小口慢慢喝下去，尤其要养成睡前喝200毫升水的习惯，因为心肌梗死和心绞痛往往会在凌晨发作，所以睡前喝一点水，可以有效预防这些心脏疾病的发作。

菠菜预防心血管疾病

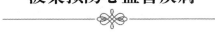

菠菜作为日常生活当中常见的绿色蔬菜，其不仅仅含有丰富的膳食纤维和维生素，最重要的是，菠菜富含叶酸。现代医学已经证明，叶酸对于心血管疾病有显著的预防作用。

根据临床医学统计，叶酸对于心脏病的预防效果要远远大于维生素E以及其他营养补充剂。除此之外，菠菜还含有大量的铁元素，可以为人体安全健康地补血。同时，菠菜当中含有大量的膳食纤维，可以安全而有效地促进肠胃蠕动，帮助排出体内垃圾。

需要注意的是，菠菜虽好，吃起来却有讲究。由于菠菜当中含有大

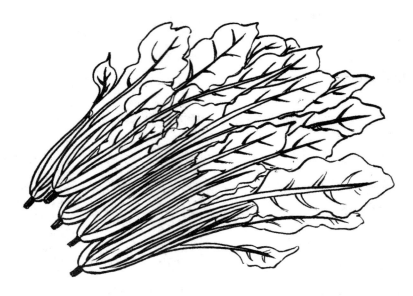

量的草酸，而草酸特别容易与身体中的钙质结合成为难以吸收的草酸钙，所以在烹调菠菜的时候，应该先以开水焯一下，以去除大部分草酸。菠菜所包含草酸和钙盐可以结合成草酸钙结晶，使肾炎病人的尿色混浊、管型盐类结晶增加，所以肾炎和肾结石病人不宜多吃。煮过的菠菜过夜后不适合食用，因菠菜里的硝酸盐在还原酶的作用下会还原成亚硝酸盐，食后会引起中毒。

凉拌菠菜

【原料】 菠菜200克，芝麻酱30克，纯净水、精盐、白糖各适量。

【做法】 ①锅中放水烧开，菠菜入水后快速汆烫，捞起后挤掉水分备用。②芝麻酱中加盐和白糖，用凉水搅拌均匀，搅拌过程当中要少量多次，逐次加水，这样才能保证芝麻酱和水完美地融合在一起。③准备好的菠菜切大段，与搅拌好的麻酱混合均匀即可食用。

【功效】 通便清热，理气补血，滋阴润燥，对于心火上亢引起的高血压、头晕、目眩以及嘴角生疮有很好的缓解效果。

【注意】芝麻酱最好选择纯芝麻酱，因为芝麻酱的油脂含量丰富，所以在不影响风味的前提下，芝麻酱越少越好。另外，腹泻患者不宜食用这道菜，糖尿病以及高脂血症、糖尿病患者在烹饪这道菜的时候应该不加白糖，同时应当少加精盐。

温馨提醒：

吃饭先吃菜，心脏准不赖

很多人在吃饭的时候，往往会按照自己的喜好来确定进食顺序。其实，在吃饭的时候，正确、健康的进食顺序应该是先吃绿叶蔬菜、海藻类、菌类等热量少、体积大而且富含大量膳食纤维的食品，然后再吃主食和肉类。在进食的时候，每吃一口食物，都最少要咀嚼30下，这样可以让我们的大脑有个充分的"反应时间"，从而使得我们尽可能地在血糖值还来不及升高的时候，就获得饱腹感，有效防止血糖升高过快导致热量摄取过量，减少脂肪堆积，有效提升心脏的健康水平。

番茄保护心脏降血压

番茄又叫西红柿、洋柿子，属于茄科一年生或多年生草本植物，其浆果可以食用。又因番茄色彩艳丽，故被称为"爱情果"。番茄的新鲜果实，在我国通常被看成一种蔬菜，但从它的营养含量来看，则接近于水果。

中医学认为，番茄具有健胃消食、清热解毒、凉血平肝、生津止渴、补血养血、养颜美容、消除疲劳、增进食欲、提高对蛋白质的消化、减少胃胀食积的功效，适当食用可有食疗的效果。

现代医学研究发现，番茄中的番茄红素、维生素 P、B 族维生素、维生素 C 及芦丁等有保护血管、预防高血压的作用，并能改善心脏功能。另外，番茄含有大量的钾及碱性矿物质，能促进血中钠盐的排出，有利于维持体内水、酸碱平衡与渗透压，有降压、利尿、消肿作用，对高血压、肾脏病有良好的辅助治疗作用。

有些人喜欢吃未成熟的番茄，认为它更加爽脆、味道独特。但未完全成熟的番茄含有大量番茄碱，如果在短时间内食用大量生番茄的话会引起食物中毒，其症状主要表现为恶心、呕吐、头晕、全身发热等，严重时有可能危及生命，因此最好不要生吃青番茄。如果用青番茄做菜的话，可以稍微放点醋，破坏番茄碱，以避免中毒。

体质较寒凉、血压低、冬天手脚易冰冷的人不适合生吃番茄，女性在生理期时食用过多生番茄，容易加剧腹痛。另外，番茄不宜与牛奶同吃，在空腹时最好也不要吃得太多，否则其所含的某些成分会和胃酸起化学反应，生成难以溶解的块状物，导致胃部胀痛。

番茄炒丝瓜

【原料】番茄、丝瓜各 250 克，黑木耳 10 克，精盐适量。

【做法】①番茄洗净，用开水烫后剥皮，切成大小相等的块状，备用。②丝瓜去皮洗净，切成菱形片装好备用。③黑木耳水发后，撕碎，备用。④炒锅置旺火上，锅热，入番茄、丝瓜块略炒几下，再加入木耳同炒，下精盐，炒匀，加盖稍焖至熟，调味即可。可用于佐餐或单食，早、晚各 1 次。

【功效】清肝平阳，凉血活血，生津安神。主治高血压、动脉硬化属肝阳上亢型。症见眩晕、头胀痛、耳鸣、易怒、失眠多梦、脉弦数等。

温馨提醒：

心脏病患者忌吃过冷或过热的食物

过热食物往往会给心脏巨大的刺激，导致心脏病的发作。但是，心脏病患者也不能过度食用冷饮，因为过度食用冷饮，往往导致冠状动脉在短时间收缩，使得全身的供血量在短时间内急剧减少，最终诱发急性心肌梗死。因此，心脏病患者在饮食的时候，应该少量、慢食，并且温度不能过高或者过低。

海带预防动脉硬化

在传统观念当中，海带只是一种含碘量极高，可以辅助治疗因缺碘而致的甲状腺肿以及克汀病的药食两用食材。海带的营养十分丰富，除了海藻产品当中常见的碘、钙、磷、硒等多种微量元素外，还含有丰富的胡萝卜素、B族维生素等，这些营养物质可以有效避免脂肪和胆固醇在心脏和血管中堆积，从而有效避免动脉硬化的发生。

与陆地植物相比，海带中含有丰富的岩藻多糖，并且含有陆地植物所没有的昆布素，这些营养物质不但能够有效防止血栓的产生，而且具有很高的活性，可以清除血液当中的脂蛋白、胆固醇等，从而有效避免血液黏稠度过高，避免动脉粥样硬化的产生。

与陆地植物一样，海带当中含有丰富的膳食纤维，这些膳食纤维可以有效清除人体肠道内的毒素和宿便，从而有效避免毒素入心造成的心火过盛。

海带虽好，但是在食用的时候也要注意。因为海带生长在海水当中，所以吸附了大量的重金属，尤其是剧毒金属——砷，所以在食用海带的时候，不但应当充分浸泡发开，而且应该浸泡 12～24 小时，其间至少要换 5 次水，浸泡完毕之后，要认真清洗干净，这样才能保证海带安全食用。

海带炖排骨

【原料】海带 100 克，萝卜 500 克，排骨 250 克，魔芋 200 克，鸡蛋 6 个，芥末酱、精盐、生抽、鸡精各适量。

【做法】①海带泡发，捞出洗净切成食指长短的海带片，打结备用。②排骨用冷水浸泡两小时泡去血水，然后入冷水锅煮开，将浮沫撇去，备用。③海带加入排骨锅中，为防止糊锅，先捞出排骨，再投入海带，再将排骨放在海带上面，小火炖煮 1 个小时。④萝卜去皮，切厚片，投入排骨海带锅内。⑤魔芋切麻将大小的方块，投入海带锅中，炖煮半个小时。⑥将上述炖好的食材整锅端离火上，视个人口味加精盐、鸡精、生抽调味。⑦另起锅煮熟鸡蛋，剥壳备用。⑧将炖好的排骨海带汤盛到碗中，加熟鸡蛋蘸芥末酱食用。

【功效】通便利气，可以有效缓解气息瘀滞所致的心脏不适，同时可以开窍醒神，生发心脏阳气。建议冬天食用。

【注意】萝卜下气，海带有可能存在重金属遗留，孕妇不能食用。

温馨提醒：

食补重要，细嚼慢咽更重要

虽然，现在并不缺乏有营养的食物，但是许多人会出现面色萎黄、皮肤粗糙等种种缺乏营养的病态，相当一部分原因就是因为吃饭的时候狼吞虎咽，不能很好地消化吸收。吃饭的时候，只有细嚼慢咽，才能让唾液与食物充分混合，让食物中的营养成分随唾液一起被人体吸收。狼吞虎咽，不但形象有失雅观，而且会消耗身体大量的津液，导致心火上升，伤及其他脏腑，最终出现咳嗽、发热等一系列疾病。

黑芝麻预防动脉硬化

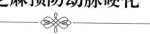

看过老版《封神演义》的读者，想必还记得一个镜头，那就是西伯侯姬发的二公子为了给西周祈福，不食烟火，他的没过门的妻子每天给他带来用胡麻捣成的汁水，胡麻的营养支撑着姬发度过了那段艰难的日子。

故事当中的胡麻，其实就是我们所说的黑芝麻，中国医药学巨著《本草纲目》中记载："服黑芝麻百日能除一切痼疾，一年身面光泽不饥，两年白发返黑，三年齿落更生。"传统中医学认为，黑芝麻能够滋补肝肾、涵养血脉、润肺补脾、黑发美容、润泽皮毛、消除便秘。可以这样说，黑芝麻是传统的滋补佳品。

据检测，每100克芝麻当中含蛋白质19克，脂肪58克，钙500多毫克，磷300多毫克，铁40多毫克，并且还含有花生酸、芝麻素、油酸、芝麻酚、硬脂酸、甾醇、棕榈酸、卵磷脂，以及大量的维生素 A、B 族维生素、维生素 D、维生素 E 等营养物质。芝麻当中丰富的营养不仅可以有效延缓人的衰老及美容养颜，而且能够显著减少心脏组织中的过氧化脂质，使心脏的细胞膜免受自由基的损害，从而达到健脑增智、延缓衰老的目的。不少营养学者认为，芝麻当中的维生素 E 可以有效改善血液循环，从而显著促进新陈代谢。而芝麻中的芝麻素和芝麻酚的抗氧化能力是维生素 E 的50倍。健康人每日服20克黑芝麻，就可以预防高血压和动脉硬化等心血管疾病。

黑芝麻糊

【原料】黑芝麻200克，糯米100克，冰糖或者精盐适量。

【做法】①黑芝麻淘洗干净，然后放到锅中，小火快速翻炒，当看到芝麻在锅中跳动时停火，备用。②将芝麻碾碎，越碎越好，备用。③糯米用料理机打成米糊备用。④米糊加水入锅，加上碾碎的黑芝麻，不停搅拌，直至芝麻与米糊完全融合在一起，待米糊熟后根据自己的口味用冰糖或者精盐调味。

【功效】清理血管，消除便秘，有效预防动脉硬化。

【注意】腹泻者不宜多吃，肠胃功能较弱者，可以将糯米换成大米；糖尿病、高脂血症患者不宜加糖。

黑木耳补肾止血

黑木耳，别名黑菜、桑耳、本菌、树鸡、木蛾、木茸，因形状像人的耳朵，加之其颜色黑褐色而得名，黑木耳为木耳科植物，中医认为，黑木耳性平味甘，入胃、大肠经。具有滋补肝肾、润燥败火、养血益胃、活血止血、润肺润肠的作用。

黑木耳是一种营养丰富的食用菌，也是我国传统的保健食品。黑木耳的营养成分十分丰富，据现代科学分析，每100克干品中含蛋白质10.6克，脂肪0.2克，碳水化合物65克，粗纤维7克，钙375毫克，磷201毫克，铁185毫克，此外还含有维生素 B_1 0.15毫克，维生素 B_2 0.55毫克，烟酸2.7毫克。除此之外，黑木耳还含有磷和硫等构成人体细胞原生质的主要成分。由于黑木耳所含各种营养完善而丰富，被誉为"素中之荤"。

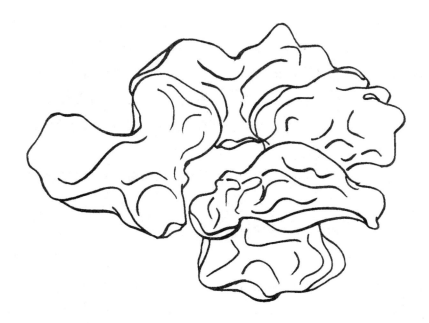

　　黑木耳作为我国传统的食材，深受广大人民的喜爱，经常作为烹调各式佳肴的配料，还可以和红枣、莲子加糖炖熟，制作成四季皆宜的甜点。它不仅清脆鲜美，滑嫩爽喉，而且有增强食欲和滋补强身的作用。除此之外，黑木耳富含胶原，而且具有一定吸附能力，所以对人体有清涤胃肠和消化纤维素的作用。因此，它又是纺织工人、矿山工人等经常接触粉尘的人员所不可缺少的一种保健食品。

　　黑木耳还可作药用。历代医学家对于黑木耳的药效都有详细的记载，如明代李时珍在《本草纲目》中记载："木耳生于朽木之上，性甘干，主治益气不饥，轻身强志，并有治疗痔疮、血痢下血等作用。"我国历代医学家都认为黑木耳有滋润强壮，清肺益气，补血活血，镇静止痛等功效。是中医用来治疗腰腿疼痛，手足抽筋麻木，痔疮出血和产后虚弱等病症常用的配方药物。黑木耳能减低血液凝块，从而起到疏通血脉、补充肾阳的目的。最重要的是黑木耳具有化解体内结石尤其是肾脏结石的功效。这主要是因为黑木耳中所含有的发酵素和植物碱能够有效促进消化道和泌尿道内各种腺体的分泌，并催化体内结石、润滑管道、促使结石排出。此外，黑木耳中所含有的多种矿物质还能使体内的各种结石产生化学反应，剥脱，瓦解，不断脱屑缩小，然后再经管道排出。另外，黑木耳中还因含有较多量的具有清洁血液和解毒功效的生物化学物质，有利于人体健康。

患有体内结石尤其是肾脏结石的病人，不妨每天有意识地吃上1－2次的黑木耳。这样，不但可以缓解病人的疼痛、恶心及呕吐等症状，甚至还可以使人体内的许多结石自然消失。

不过，木耳虽好，但是鲜木耳含有毒素，不可食用。黑木耳有活血抗凝的作用，有出血性疾病的人不宜食用。孕妇不宜多吃。

除此之外，木耳在烹饪过程当中应该注意，如果泡发不当，则会又硬又小，味道不可口。如果用烧开的米汤浸泡，泡发的木耳肥大，松软，味道鲜美。

凉拌黑木耳

【原料】黑木耳50克，青红椒各100克，盐3克，糖2克，醋10克。

【做法】①黑木耳泡发洗净切丝，青红椒切丝备用。②将所有材料与调味料同时放入碗中，搅拌均匀，常温下放置半个小时即可食用。

【功效】生发肾气，补充肾阳，通便利尿。

【注意】糖尿病、严重肾炎患者不能加糖，而且要少加盐，以免加重肾脏负担。

黑木耳红枣汤

【原料】黑木耳20克，红枣10粒，红糖30克，水500毫升。

【做法】①黑木耳泡发，拣去杂质备用。②黑木耳加红枣、红糖放入砂锅当中，加水。③小火炖一个小时即可。

【功效】清补肾精，滋润心肺，生津止渴，抗老化，止血通便。

【注意】糖尿病、严重肾炎患者不宜食用，以免加重肾脏负担。

午餐多食苦，降泄心火

吃饭大有学问，远远不是填饱肚子就好，也不是吃点山珍海味就是吃好了，而是要吃对。中医学认为，食物有酸、苦、甘、辛、咸5种基本的味道，不同食物有不同的味道。不同的味道与人体五脏各有其亲和性。

早在2000多年前，中医经典著作《黄帝内经》就提出人要健康，就要吃五色、五味食物。五色是指青赤黄白黑，可应肝心脾肺肾，五味即酸苦甘辛咸，可滋补肝心脾肺肾。五味分入五脏，各有阴阳偏差，"辛甘发散为阳，酸苦涌泻为阴，咸味涌泻为阴，淡味渗泄为阳。"人体作为内外统一的有机整体，通过五味、五色调和并且顺应五态，就可以调整人的容颜和身体。

苦入心，性苦的食物可以养心。不偏不倚成就了大道中庸，中庸不是一条特立独行的路线，而是一种融合的结果。事实上，养生也是这样，找到一个尽可能多的结合点，往往是养生能很好发挥疗效的总则。比如养心要吃苦性食物，这是一个孤立的原则，再结合时间来考虑，中医说"夏养心"，那么夏季饮食养生往往会收到很好的效果——心功能需要调理，夏天多吃苦性食物。

这是因为，心为"火脏"，火多了将变成炎症，这个时候，最好吃点苦性的食物，换句话说，心如果出现了"火灾"，是需要用"苦味"

之水来浇灭的。因为，在中医看来，苦的食物具有清热解毒和消炎泻火的功能。最好的苦味食物应是苦瓜，苦瓜不管是凉拌、热炒还是煲汤，只要能把苦瓜做熟且不失青色，都能达到去火的目的。除苦瓜外，其他苦味食物也有不错的去火功效，如苦菜、杏仁、灵芝、茶叶、苦丁茶、银杏茶等，都为心脏所喜欢。

再者，如果已经患了心脏病，那么，饮食的总原则是吃苦味食物，但是也要因症状而异。假如气虚，应以吃酸性的东西为主，用以补正气；假如正气实，要以吃咸、甘的东西为主，用咸食软化，用甘味将邪气排出。这就和我们穿衣服会随季节的变化而变化是一个道理。夏天很热，我们会穿很少的衣服；冬天变得冷了，我们开始穿得厚了。但是这个"厚"会因人而异，比如一些老人、小孩因为抵抗力较差，会穿得更厚一点，而成年人相对来说抵抗力较强，穿得会少一点。结合养生来看，夏天出汗多，人体最易丢失津液，所以要适当吃酸味食物，如柠檬、乌梅、草莓、番茄、葡萄、山楂、菠萝、芒果、猕猴桃等，可预防流汗过多而耗气伤阴，还能起到生津解渴、健胃消食的功效。如果炒菜时在菜肴中加点醋，醋酸还可杀菌消毒，防止胃肠道疾病发生。所以，同样是养生，有一个主线，但并非是一种绝对原则，否则，过犹不及或食不对胃反而会出现健康问题。但是不管怎么样，夏天不管大人还是小孩，都会穿得比较少，这和养心还得傍着"苦"走是一个道理。

最后还要强调的一点是，吃苦味食物虽可以让你远离上火的烦恼，但苦味食物不可过食，因为吃得太多或者长期食用容易损伤脾胃，引起恶心、呕吐等不适。同时苦味食物容易损伤人体的阴液，因此这里尤其要提醒老年人，如果形体消瘦，平素有手足心热、午后低热、夜间盗汗等阴虚体质的表现，尽量不选用清苦降火的茶叶。中医讲，苦入心，化燥伤阴。而人体阴液，是老人的至宝。"阴涸则死"，也是中医的古典名言。

午餐护心饮食宜增酸

　　随着现代社会竞争越来越激烈，工作压力越来越大，导致人体产生大量的乳酸，而乳酸蓄积到一定程度，就会刺激心脏，导致疲劳及睡眠障碍。这个时候，如果可以喝点用水果或者粮食酿造而成的天然食醋，就可以有效抑制乳酸生成，同时还可以加速人体内乳酸的分解，从而有效消除或减轻疲劳感，使人轻松入眠。按照中医传统理论"酸甘化阴"，意思是说食入酸甜的食物可以转化为阴气，让我们因为压力频频上升的心火迅速降下来，从而有效促进睡眠。因此多摄入酸味食物，可有效稳定情绪，改善睡眠。

　　除此之外，酸味食物还可以有效软化血管，预防血管内的脂肪和胆固醇的堆积，从而保证心脉通畅，从侧面保证心脏的健康。

　　但是，吃酸味食物绝对不是越多越好，以我们常见的食醋为例，健康人每天摄入食醋不要超过一汤匙，而且最好用温开水稀释后再喝，以免腐蚀牙齿和胃粘膜。在选择酸性食物的时候，尽量选择具有天然酸味的食物，例如酸木瓜、酸菠萝，以及以碎米、麸皮、高粱、玉米等粮食或者以苹果、柿子为原料酿造的食醋等，尽量避开那些具有"化学酸味"的食品。需要注意的是，吃酸虽好，但是患有胃溃疡和体内胃酸过多的人尽量不要大量吃酸，以免加重病情。

　　温馨提醒：

　　谨慎选择"果醋"饮料

　　目前，市场上出现了一种号称能够减肥、美容、降血脂的"果醋"

饮料，但是真正意义的果醋，应该是以水果汁为原料发酵后添加蜂蜜等辅料制成，但是目前市面上大部分的果醋都是以勾兑的方法制成的。勾兑的方法一般有两种，一是果汁加米醋，二是果汁加冰醋酸。

虽然，从食品卫生角度上说，勾兑的果醋对人体健康危害不大，但是也谈不上有什么益处和营养。所以，我们在购买果醋的时候，如果外包装的配料表上写着"果汁、醋酸（或米醋）"的字样，那就证明这种果醋绝对是勾兑的；但如果是写有"果醋、发酵"的字样，那这种果醋是发酵的。

不过，现在很多商家为了追求利益，往往会将配料表写得含糊其辞，因此，仅仅依靠这个方法，有时也无法完全辨别，所以消费者还需要进一步从口感上来分辨是勾兑果醋还是酿造果醋。一般来说，勾兑的果醋闻起来往往会有醋酸和香精的刺鼻味道，喝起来也会有醋酸那种比较"冲"的味道，而酿造果醋，无论是闻起来还是喝起来都比较柔和，甘醇。在选择果醋的时候，消费者应当谨慎选择，以免花了酿造果醋的钱，买了一堆添加剂回来。

午餐吃过多的高脂肪食物易引发动脉硬化

动脉硬化，全称为动脉粥样硬化，或者粥样动脉硬化。长久以来，人们对于粥样动脉硬化的认识有一个误区，那就是认为粥样动脉硬化是随着人体衰老，血管壁失去弹性而造成的。

实际上，动脉硬化主要是因为血液当中的脂肪过多，这些脂肪微粒在动脉内层逐渐沉积下来，致使这一部位的内层组织发生坏死，形成灰黄色斑块，这些斑块内常常继发性出血、溃疡、钙化，同时血管内还会

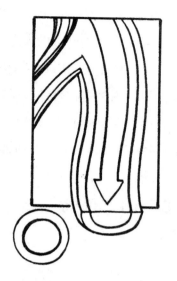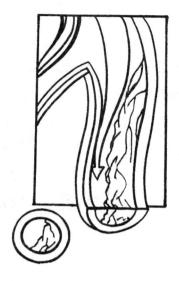

因为各种原因导致纤维组织增生，最终在一系列的综合因素之下，导致动脉硬化。动脉硬化，不仅仅会让血流变慢，而且还会使心脏无法获得足够的血液供应，因此导致心脏长期处于一种缺血、缺氧的状态，最终导致各种心脏疾病。

由此可见，动脉硬化的元凶正是脂肪。自然，日常生活中如果摄入过多的高脂肪食物，也很有可能导致动脉粥样硬化。因此，护养心脏要少吃高脂肪食物，如核桃、芝麻、花生，油炸食品、肥肉、动物内脏、奶油制品等。

午餐动物肝脏摄入过多损健康

动物肝脏中的维生素 A 含量很高，超过了鸡蛋、鱼肝油和牛奶，因此适当食用肝脏有一定好处。不过，虽然维生素 A 有益于身体健康，对美容护肤、增强免疫力和视力很有帮助，但如果每天维生素 A 的摄入量超过 15 毫克的话，就会引发骨质疏松症。对常吃动物肝脏的人还是要提出警告：吃得太多容易患上骨质疏松症。尤其是那些食用鱼肝油和维生素 A 营养保健品的人，更不能常吃动物肝脏，因为那样将使患病概率变大。中老年人最好一星期只吃一次动物肝脏，而孕妇或有意外怀孕的女性不应吃动物肝脏，因为过多的维生素 A 会对婴儿造成很大的伤害。

午餐饮酒，暗藏对心脏的"杀机"

酒文化是中国的传统文化之一。在日常生活当中，我们经常会看到人们相互敬酒、相互劝酒的场面，在这"敬"和"劝"中其实暗藏着对心脏的"杀机"。

很多时候，我们会听到一些嗜酒如命的人这样为自己开脱："喝酒伤肝，但是不喝酒伤心。"酒对肝脏的危害不言而喻，但是他们不知道酒精不仅伤肝，也伤心。

酒精对心脏造成危害的机理较为复杂，但是酗酒容易造成心律不齐以及心房扑动却是一个不争的事实，根据临床医学调查研究，上述病症多发于彻夜饮酒之后，所以在国外又被称为"假期心脏症候群"（Holiday Heart Syndrome）。这类疾病不仅仅会导致心脏不适，严重的时候还会导致猝死。尤其是短时间内过量饮酒，还会导致心房颤动，急性心力衰竭以及急性心肌梗死等病症。避免这类疾病发生的唯一方法就是戒酒。

很多人认为："喝酒可以疏通心脉和心脑血管。"那么这种说法到底是否正确呢？根据最新的临床科学研究成果，少量饮酒确实可以加速血液循环，并且对人体内血栓的形成具有一定的抑制作用，但是一旦过量，酒精就会对心脏产生危害。除此之外，喝过酒的人都知道，喝过酒之后，往往会浑身出汗，而且会口干舌燥，这就是酒精消耗了身体过多的津液所导致的结果，如果长期无节制饮酒，那就等于把心脏放在酒精炉子上炙烤一样，必然会给心脏带来巨大的损伤。

菜子油危害心脏健康

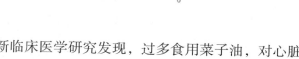

最新临床医学研究发现，过多食用菜子油，对心脏健康不利。虽然菜子油也是植物油的一种，但是菜子油当中至少含有40%的芥酸。芥酸被人体消化分解后，往往会变成一粒粒的脂肪微粒进入人体血液当中，对人体器官尤其是心脏系统产生极大的危害。除此之外，芥酸因为其化学性质独特，所以其被人体分解后产生的脂肪微粒往往会沉积在心脏当中，根据临床统计，大概有80%的心脏病患者存在因为过多食用菜子油导致的"心肌脂肪沉积"的现象。"心肌脂肪沉积"不但会增加心血管的负荷，而且会诱发粥样动脉硬化以及心肌梗死等病症。

基于上述原因，心脏病患者在选择烹饪用油的时候，应该尽量少吃或者不吃菜子油，而是改选其他植物油，如花生油、大豆油、葵花籽油、米糠油等，以避免芥酸对心脏的危害。

多钾食物可预防高血压

高血压是严重危害心脏的疾病之一。因此，想要养心，就要想办法保持血压平稳。目前，医学界对于高血压的主要的缓解办法就是服用利尿剂，而利尿剂的最主要成分就是钾元素，那么，钾元素对于高血压的预防和治疗到底有什么作用呢？

钾在人体当中发挥的最大作用，就是维持身体中体液的平衡，防止血液当中水分含量过高，而血液当中水分含量过高是引起高血压的主要原因。除此之外，钾还可以有效防止和缓解机体的疲劳感和因为湿气太重产生的粘腻感等等，同时还可以有效预防中风的产生。但是，由于人体自身不能合成钾，所以想要得到足够的钾元素，就必须从饮食中摄取。

对于高血压患者而言，摄取钾元素的最简单、最安全的方法就是多吃含有钾元素的食物，例如糙米、薯类植物、长南瓜、薏苡仁、荞麦、全麦食品、花生、杏、香蕉、小麦胚芽、哈密瓜、樱桃、芒果、橘子、瓜子等。

有人认为，目前市场上已有各种补钾保健食品，只要买一两盒补钾保健食品回家服用即可起到补钾的作用。但专家指出，一次性大量摄入钾反而会引起"高钾血症"，甚至引发心脏骤停等严重后果。最理性的补钾方法是通过正常食物来源，"细水长流"地补充钾元素。至于成人每天需要补充多少数量的钾，医学界并无统一标准。美国卫生部门组织一批专家编纂的《国民营养膳食指南手册》推荐剂量为（成人）每天应摄入4 700 毫克钾，而世界卫生组织推荐的成人钾摄入量为 3 510 毫克。也有医学专家认为，成人摄入钾应因人而异，一般每天 1 000 ~ 3 400 毫克。

午餐吃肉多易引发心脏病

吃肥肉过量易患心脏病，这已经是人所共知的问题，所以吃肥肉容易引发心脏病的问题，在这里我们就不过多阐述了。但是很多人不知道，如果过量食用红肉，也就是常说的瘦肉，也会引发心脏问题。

首先，血红素铁多半存在于动物性食物当中，而非血红素铁主要存在于植物当中。据研究，摄入过量的血红素铁，会导致患冠心病的风险增加57%左右。但是如果摄入的是非血红素铁，则与冠心病风险关联较小。而摄入过多的铁元素很有可能成为"催化剂"，让人体内本来无害的低密度脂蛋白胆固醇产生氧化作用，从而让多个身体组织产生炎症反应，进而伤害血管内壁等。一旦血管受伤，心脏自然就暴露在危险状态之下了。在日常生活中，我们不但要严格控制新鲜红肉的摄入量，而且要少吃或者不吃烟熏或者腌渍过的肉类加工食品。因为在这类食品加工过程中，往往为了风味或者保存的需要添加了亚硝酸盐等多种对人体有害的添加剂。

在日常生活中，如果我们适当地吃些烹饪方法合适的肥肉，不但不会对身体无害，反而可以有效补充人体所需的微量元素。而烹饪肥肉最好的办法就是长时间的炖煮，因为经过长时间炖煮之后，肉中的饱和脂肪酸含量大幅度下降，同时单不饱和脂肪酸及多不饱和脂肪酸含量不断增加；加之，炖烂的肥肉更容易被人体消化吸收，因此很适合于健康人食用。但是，即使肉类再美味，也不能摄入过多，并且在摄入的时候应该同时增加绿色蔬菜的摄入量，保证营养的全面。

过量补充铁元素对心脏不利

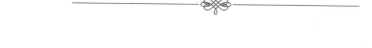

随着社会生活节奏的日益加快，患有贫血等疾病的患者也越来越多，因此，很多健康人也纷纷采用各种各样的营养药剂为自己补充铁元素，以便补血。最新科学研究结果表明，过量补充铁元素会导致心脏病。

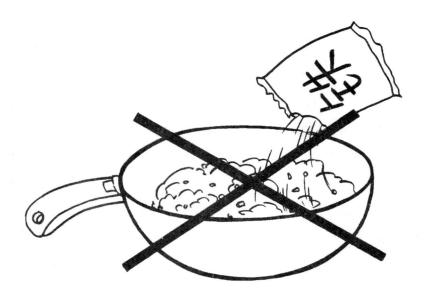

科学研究发现，过量补充铁元素，不仅会给心脏增加负担，而且导致急性铁负荷过重，甚至会造成急性心肌梗死甚至全身性血液循环障碍。因此，补充铁元素应谨遵医嘱，忌滥补。

在日常生活当中，有许多人使用铁锅烹饪来补充铁剂，但在使用铁锅烹饪的时候要注意以下两点。

首先，不能用铁锅烹煮杨梅、山楂、海棠等酸性水果。因为这些水果当中含有大量酸性物质，这些物质与铁会发生化学反应，人吃了用铁锅烹煮的这些水果之后可能会引起中毒。

其次，煮绿豆以及各种豆类也尽量不要用铁锅，因为豆皮中的某些物质会与铁发生化学反应，生成一种有毒的黑色物质，这种物质不但会让绿豆汤汁变成黑色，而且会使人中毒。

午餐便当食谱

现实生活当中，很多年轻人忙于打拼事业，经常午餐草草解决，这样不但价格昂贵，而且卫生以及营养状况堪忧。鉴于此种情况，本书为大家推荐几道简单可口，而且二次加热不会影响口感和味道的家常菜，作为午餐的便当食谱。

香橙薄饼

【原料】面粉 100 克，鸡蛋 2 个，牛奶 200 克，蜂蜜 2 勺，橙子皮搓成的碎末 20 克。

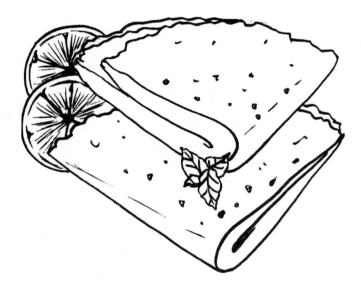

【做法】所有原料混杂均匀；烧热平底锅，涂薄薄一层油，倒入适量的面糊，摆动锅子摊成一张薄饼；中慢火，等到边上翘起、外表凝结了，翻一面，双面黄色就能够出锅了；淋上蜂蜜卷上橙子皮碎末即可食用。

珍珠丸子

【原料】三分肥七分瘦猪肉 100 克，糯米 50 克，水发黑木耳 50 克，水发香菇 50 克，生抽、十三香粉、姜末、盐、料酒、白砂糖各少许。

【做法】①糯米用冷水浸泡隔夜，香菇，木耳提早半晌泡发，猪肉切成小块略剁碎，香菇，木耳切成小碎块后搅打成肉糜，取出后纳入生抽、十三香粉、姜末、盐、料酒、白砂糖调味。②顺时针方向搅动肉糜直至起胶（起胶性后，肉丸就会紧致，弹牙）。③肉糜搓成圆球形，放在浸泡好的糯米上，粘上糯米。④可凭借餐叉，把粘好的丸子移到蒸盘上。⑤锅内烧开水，放上蒸架，上架蒸10分钟即可（蒸好的丸子要加热后吃，否则糯米发硬，口感不好。吃的时候可以用生抽做蘸料）。

碧玉蔬菜饭卷

【原料】圆白菜叶2张，米饭100克，青红柿椒各10克，香菜10克，盐、糖、米醋、蘑菇精各5克。

【做法】①白菜纳入开水锅中，焯水2分钟捞出，纳入碗中加半点糖，米醋浸泡20分钟。②锅烧热加半点油，下入切碎的青红柿椒炒香，加米饭，切末的香菜调入盐，蘑菇精翻炒。③炒好的饭放在圆白菜叶上卷成卷，切段装盘即可。

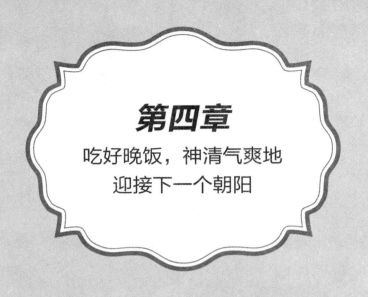

第四章

吃好晚饭，神清气爽地迎接下一个朝阳

　　虽然中国人讲究"早吃好，午吃饱，晚吃少"，但是晚饭吃少，不等于让你随便凑合一口，有科学家研究发现，很多疾病发生的原因之一，就是晚上不良的饮食习惯。健康合理的晚餐标准是：第二天起床没有饥饿感。因此，我们千万不要以为随便进食晚餐无关紧要。只有在晚饭吃好的基础上吃少，第二天才能精力充沛、神清气爽地迎接下一个朝阳。

晚餐吃不好，疾病跟你跑

越来越多的科研成果表明，危害人类健康的高血脂、心血管疾病、糖尿病、肥胖症以及癌症等，与饮食不当有不同程度的关系。特别是晚餐摄入不当，很容易导致多种疾病。

中老年人如果长期晚餐过饱，反复刺激胰岛素大量分泌，往往造成胰岛素 B 细胞负担加重，进而功能衰竭，诱发糖尿病。

晚餐过饱，血中的糖、氨基酸、脂肪酸浓度就会增高，再加之晚上人们活动量小，热量消耗少，多余的热量在胰岛素的作用下合成脂肪，逐渐使人发胖。

如果晚餐暴饮暴食，容易诱发急性胰腺炎，甚至使人在睡眠中休克，若抢救不及时，往往危及生命。如果胆道有结石嵌顿、蛔虫梗阻、慢性感染等，则更容易诱发急性胰腺炎而猝死。

晚餐经常摄入过多热量，可引起血胆固醇增高，过多的胆固醇堆积在血管壁上，久而久之就会诱发动脉硬化和冠心病。

晚餐的时候不要开空调

随着生活水平渐渐提高，人们一年四季都处在不会出汗的空调房中，殊不知，这样的温度，看似舒服，其实对心脏的保养十分不利。尤其是在晚餐时节，人的身体本来就因为一天的工作和劳累处于一个比较疲劳的状态，这个时候开空调必然更不利于人体的汗液排出。

那么，为什么汗出不来会对人体造成很大的危害呢？

汗，就是人体内部的津液在人自身阳气的蒸化之下，最终从毛孔当中排出的液体。正如《素问·阴阳别论》所说："阳加于阴谓之汗。"清代吴瑭撰写的《温病条辨》中对汗的解释是："汗也者，合阳气阴精蒸化而出者也。"

由于汗液中绝大部分是盐分和水分，而盐分和水分又是血液以及人体组织液的主要成分，所以，古代诸多医学流派均有"血汗同源"的说法。由于心主导人体血液的运行，所以很多医学家，认为"汗为心之液"。而无数的临床观测结果，也有力证实了这一观点，例如，不少心气虚损的患者，经常会不由自主地出汗；而心阳暴脱的主要症状之一就是大汗淋漓。同样，汗对心也有一定影响，出汗过少，甚至不出汗的人，往往会导致热毒蓄积体内伤及心脏，但是出汗过多，也会损害心脏，导致出现类似轻度心肌缺血的症状。

正是因为上述原因，所以我们在晚餐的时候，应该尽量避免开空调。

晚餐要安静地吃

很多人的晚餐是与三五知己一起闹哄哄地吃饭喝酒，殊不知，这种看似"热闹"的晚餐，潜藏着对身体的巨大危害。

《黄帝内经》中的"养心秘籍"，简单概括其实只有三个字——"恬虚无"，也就是恬淡安宁，拿得起，放得下的心境。

养心，重在静心，而静心绝不仅仅是字面上的"静"，而是要让自己的心变得安静、干净，也就是要乐心。而乐心的方式可谓多种多样，例如，有的人以游览名山大川为乐，有的人以含饴弄孙为乐，有的人引吭高歌为乐……林林总总，不一而同。"乐心"的活动虽然形式各异，内容不同，但是都有一个共同前提，那就是：不妨碍社会公德，不触犯法律，可以培养高尚的情操、净化我们的灵魂的目的。

面对这个不良诱惑日益增多的社会，养心的首要任务就是养德，只有德高才能让心气充足，内心平和。

现代医学证明，心胸豁达、开朗乐观的人的心脑血管疾病发病率往往要远低于那些心胸狭窄，凡事斤斤计较的人，所以，善于调节情绪，让自己始终处于乐观向上的心态当中，是养心的前提。

无论是在生活还是工作中，都要保持平衡的心态，为自己留有余地，尽量让自己无论是身体还是精神都有松弛的机会。这样，对预防心肌梗死、冠心病等疾病都有好处，可帮助我们实现真正意义上的"养心"。

用食物改善失眠

很多人因为种种原因有长期失眠的问题。对于这类患者首先要改善睡眠。

提到失眠，很多人首先想到的就是镇静剂和安眠药。但是，只要我们善于利用天然的"安眠药"——食物，就可以不费力地提高我们的睡眠质量。

一般来说，温和的牛奶、百合、小米、全麦面包或者全麦馒头在任何季节都可以帮助我们改善睡眠，所以这些食物应该多出现在失眠患者的餐桌上。

我们还可以根据季节的变换，选择适合自己的食物。例如在秋冬季节，我们可以选择桂圆、芡实、糯米、酸枣仁、枸杞等安神暖身的食

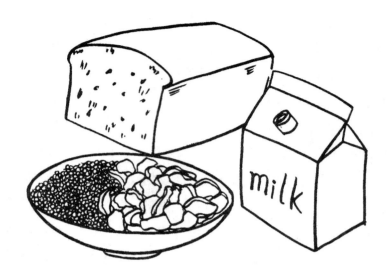

物；春夏季节可以选择老南瓜、小米茯苓糕等平和安神的食物。

在选择安神食物的时候，还要考虑自己的身体状况。敏感体质或者正在服用某些药物的人，最好在食用这些食物之前征求医生的意见，避免食物过敏或者与药物相克，一旦出现过敏等不适症状，要立刻去医院进行治疗。

除此之外，在采用食物调节睡眠的时候，还要注意白天尽量不要饮用浓茶和咖啡，并且在晚餐或者消夜的时候都不要喝酒，因为酒精容易造成半夜口干和起夜，破坏睡眠结构。而且，浓茶、咖啡或者酒精本身都是对肾脏有着巨大刺激性的物质，不利于健康。

晚餐是调养心肝的好机会

因为大多数人晚餐后活动较少，所以晚餐不妨吃得精致一点，尤其对于心肝不和的病人来说，晚餐是调养心肝的好时机。

按照传统的中医四时养生理论，春天是养肝的重要季节，夏天是养心的重要季节，但是随着环境的变化，春夏两季的界限不是十分分明，所以与春夏两季温度类似的夜晚就成了养心与养肝的最重要的时机。尤其是心肝较弱的人，更要抓住夜晚时机，采用适合自己的中医养生方法，维护和加强人体的阴阳平衡，达到养心又养肝的目的。

对于心肝都比较虚弱的人，晚餐应该清淡饮食，尽量避开油腻、生冷、黏硬的食物。肝脏较弱的人，其排毒功能也较差，所以应该多吃一些利尿和能够避免便秘的食物，例如绿豆、红豆、豆芽、杏仁、花生、蜂蜜、韭菜、春笋、小麦草、荠菜等食物。不过，在食用这些食物之前，一定要结合自己的体质进行选择和烹饪，尤其是体质敏感的人，在选择食物的时候，更要避开那些可能引发过敏状况的食品。首先我们选食材要遵守一个大前提，那就是只吃当季的食物，尽量不要吃反季节的蔬菜水果。

除了在饮食上需要注意之外，心肝虚弱的人还要常常对自己进行心理调养，在生活中，不要纠缠于零星小事，对无关痛痒的小事尽量放开，让自己心胸豁达，只有这样才能从根本上实现对心肝的调理。

在炎炎夏日，很多人苦于天气炎热，无心吃晚饭，那么，不妨试试以下几种食物。

西瓜皮：西瓜皮又被称为"西瓜翠衣"，不仅清热祛暑，解毒消肿，而且还是治疗口舌生疮，小便短赤的良药，在夏季多多食用西瓜皮，不但可以辅助肝脏解毒，而且有很好的降心火的作用。

黄瓜：黄瓜是夏季最常见的蔬菜，它不仅清脆味美，而且可以生津解渴、消除暑热，同时可以消除湿毒，解除便秘。

桃：活血、润肠、生津止渴。夏季每日食用，可以有效解除便秘和小便不利的情况。

除此之外，还有一种一直被我们所忽略的养生极品，那就是米汤。米汤，也被称为米油、粥油。它是用大米熬粥的时候，凝聚在粥面上的凝脂一样的米汤。这种米汤可以滋阴补气，具有很好的调理心肝以及补养五脏的作用。《本草纲目拾遗》中记载："米油，力能实毛窍，最肥人。黑瘦者食之，百日即肥白，以其滋阴之功，胜于熟地也。"其中的熟地，也就是中药地黄的再制品，是中医常用的补血药。由此可见米汤的滋补效力之强。

晚餐不当，易导致哪些疾病

俗话说：早餐要吃好，中餐要吃饱，晚餐要吃少。这是非常有道理的。因为中国的大部分人群都对早餐不够重视，反而把晚餐看得很重要。下班后，很多人赶去到超市买一大堆肉、菜和水果，回家美美地吃个肚子圆，正是这种习惯让很多人年纪轻轻就得了肥胖症等疾病。

晚餐是我们一天的最后一顿饭，很多人觉得它不如早餐和午餐重要，其实不然。医学家和营养专家经研究认为，人类大约有2/3以上的致病因素同膳食不当有关。越来越多的科研成果表明，危害人类健康的心血管疾病等，与饮食有着密切的关系。特别是晚餐摄入不当，很容易导致多种疾病，最常见的疾病有以下5种。

1. 糖尿病：中老年人如果长期晚餐过饱，反复刺激胰岛素大量分泌，往往造成胰岛素B细胞负担加重，进而衰竭，诱发糖尿病。

2. 肥胖症：晚餐过饱，血中糖、氨基酸、脂肪酸浓度就会增高，再加之晚上人们活动量小，热量消耗少，多余的热量在胰岛素的作用下合成脂肪，逐渐使人发胖。

3. 高血脂、压：大量的临床医学和研究资料证实，晚餐经常进食荤食的人比经常进食素食的人血脂要高 3 至 4 倍。而患高血脂、高血压的人，如果晚餐经常进食荤食，等于火上浇油，使病情加重或恶化。

4. 胰腺炎：如果晚餐暴饮暴食，容易诱发急性胰腺炎，使人在睡眠中，若抢救不及时，往往危及生命。如果胆道有结石嵌顿、蛔虫梗阻、慢性感染等，则更容易诱发急性胰腺炎而猝死。

5. 尿道结石：研究认为，尿道结石与晚餐太晚有关。这是因为尿道结石的主要成分是钙，而食物中含的钙除一部分被肠壁吸收外，大部分会排出体外。据测定，人体排尿高峰一般在饭后 4 至 5 小时，如果晚餐过晚，排尿高峰期恰好是人在睡眠状态中，尿液全部潴留在尿道中，久而久之就会形成尿道结石。

温馨提醒：

拒绝肥胖，从晚餐开始

人们生活节奏的加快，大部分人晚饭后或者长时间的坐着加班，或看电视，基本处于静止状态，因此，晚饭一定要吃少，但不能不吃，有的为了减肥就不吃晚餐，但等到肚子饿了的时候，反而吃得更多了。事实上，如果饮食有规律，再适当运动，根本不可能导致肥胖问题。

晚餐要吃好，食品安全要记牢

有的人相信"不干不净，吃了没病"，因此不注意饮食卫生，其实这是对自己身体极大的不负责任。俗话说，病从口入，许多慢性疾病就是从不注意食物卫生开始的。所以，不仅仅晚餐要注重食品安全，我们在日常生活中的每一餐，都要注重食品安全。

不是所有食物都有一张"好皮"

近些年，在某些专家的引导之下，很多人认为蔬果的果皮含有大量的营养，其实，不是所有的蔬果皮都能食用。尤其是在晚餐时间，大多数人在一天的工作或者学习之后，身体本来已经因为疲劳导致抵抗力和免疫力低下，这个时候如果再贸然为了那点不确定的营养，而食用一些果蔬的皮导致健康受损，简直就是得不偿失。那么，生活当中，有哪些果蔬的皮不是"好皮"呢？

芋头皮

芋头皮中含有"配糖生物碱"，其在人体内积累到一定数量后就会引起中毒。由于其引起的中毒属慢性中毒，症状不明显，因而往往被忽视。

顺便多说一句，很多人喜欢吃芋头烧牛肉，但是实际上芋头和牛肉这两种食物消化时所需胃酸浓度不同，会延长两种食物在胃中的滞留时间，而拉长胃肠消化吸收的时间，造成胃肠的不适。因此，芋头烧牛肉不宜晚上食用，实在想吃的话，就放在中午吧。

柿子皮

柿子未成熟时，鞣酸主要存在于柿肉中，而成熟后鞣酸则集中于柿皮中。鞣酸进入人体后在胃酸的作用下，会与食物中的蛋白质起化合作用生成沉淀物——柿石，并引起多种疾病。

红薯皮

红薯皮含碱多，食用过多会引起胃肠不适。呈褐色和黑褐色斑点的红薯皮是受了"黑斑病菌"的感染，能够产生"番薯酮"和"番薯酮醇"进入人体将损害肝脏，并引起中毒。中毒轻者，出现恶心、呕吐、腹泻，重者可出现高烧、头痛、气喘、抽搐、吐血、昏迷等症状。

荸荠皮

荸荠常生于水田中，其皮能聚集有害有毒的生物排泄物和化学物质。另外，荸荠皮中还含有寄生虫，如果吃下未洗净的荸荠皮，会导致腹泻，甚至会导致寄生虫感染。

银杏皮

银杏果皮中含有有毒物质"白果酸""氢化白果酸""氢化白果亚酸"和"白果醇"等，进入人体后会损害中枢神经系统，引起中毒。另外，熟的银杏肉也不宜多食。

晚餐烹饪宜少油少盐

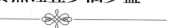

很多人，尤其是很多白天工作比较累的人，往往在一天的工作之后，最盼望的就是能有一顿丰盛的晚餐，再加上晚上时间比较充裕，所以人们往往会在晚餐时吃一些烹饪方式较为复杂的食物，然而不是所有的烹饪方法，都适宜晚餐。晚餐应选用好消化且有营养的烹饪方式。下面我们一起来看看各种烹饪方式有什么不同。

1. 炒。这种烹饪方法是人们最常用的一种，不仅简单方便，而且在很大程度上能保留原料的营养成分。

2. 炸煎。这两种烹饪方法用的油多，食物在煎炸过程中，营养成分会流失或受损。

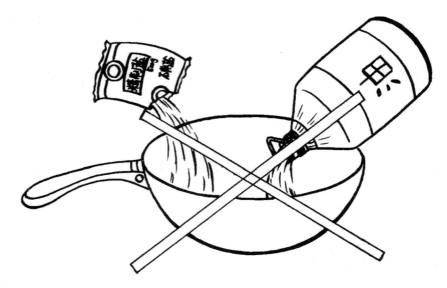

3. 煮。一般不用油，只需将食材用水或高汤加热煮熟即可，是比较健康的一种烹饪方法。

4. 焖。将原料和汤水以及调料放入锅中，盖紧锅盖烧开，之后改用中火进行较长时间的加热，待原料酥软入味后，留少量味汁即可。这种烹饪方法消耗时间长，且水溶性维生素流失较大。

5. 炖。把原料加入汤水及调味品，先用旺火烧沸，然后转成中小火，长时间烧煮的烹调方法。这种烹饪方法可以很大程度上保留食材的营养。滋补类食品最适宜用这种方法烹调。

6. 蒸。把食品原料放在器皿中，再放入蒸笼，利用蒸汽蒸熟。一般来说，只要蒸的时间不过长，那么食材营养流失的就较少。

给晚餐加点料，有效治疗失眠

从中医角度上说，失眠的原因很多，但是大多数人失眠的原因主要是心神不安导致五脏功能失调，所以，要想彻底治疗失眠，首先应该从心治起。从心治起的意思，不是让我们吃各种补心的中药，而是在晚餐的时候，适当摄取一些安神补心的药食同源的食物，达到缓解失眠的目的。

"心因"失眠大致可以分为两类，一类是心阳虚，一类是心阴虚。

1. 心阳虚所致失眠

心阳虚患者大多不易入睡，即使勉强入睡也会多梦、易醒，而且醒后再难入睡。很多患者还会有心悸、心慌、乏力、精神倦怠、口淡无味的感受，大多数患者常有食欲不振，偶然吃些东西也会腹部胀满，而且还有舌苔薄白，脉象缓弱等症状。

对于这类患者，大多以补益心脾，养血安神为大方向进行治疗，平时在膳食中可以添加一些酸枣仁、龙眼肉等药食两用食材。

2. 心阴虚所致失眠

心阴虚者，大多除失眠之外，还存在心烦、入睡困难，兼有手足心发热，夜间盗汗，口苦口渴，咽喉干痒疼痛等症状。

对于这类患者，主要应该以滋阴养血为大方向，以达到益心气、清虚热、定惊安神、宁心的目的。在平时饮食当中，应该注意添加一些陈皮、茯苓等化痰降逆、健脾和胃的食物。

除以上两类失眠之外，还有一种失眠是因为心气衰弱引起的，但是由于心气衰弱往往会导致全身症状出现，所以必须在经全身性检查之后再对症治疗。

无论哪种失眠，在治疗过程中，都绝对不能忽略对患者的精神护理，应该尽量减轻患者的心理负担，保证患者精神舒畅，这对因情志压抑或紧张而造成的失眠尤其具有显著作用。

但是，"心因"造成的失眠，往往在失眠的同时还具有其他症状，而且容易与其他疾病混淆，所以，一旦失眠现象严重，首先要先去医院检查后再对症治疗，避免延误病情，造成严重后果。另外，由于每个人的身体素质不同，而且很多人日常需要服用治疗某些慢性病的药物，还有不少人服用保健品，所以在对失眠进行食疗之前，一定要咨询医生，避免食物之间或者食物与药物之间相克造成中毒。

晚餐做个杂食动物，身体自然会好

现在，人们吃精米白面越来越多，但是精米白面，口感虽然好，但是毕竟营养不如杂粮丰富。鉴于这种情况，我们在晚餐的时候不妨增添点杂粮，但是，鉴于杂粮做主食程序较为复杂，而且口感较差，所以晚餐的时候不妨用杂豆粥作为主食，不仅营养丰富，而且粥的热量不高，不但饱腹感强，还有减肥效果。

杂豆粥加工起来十分简单，我们可以把事先浸泡好的绿豆、红豆、黑豆、芸豆等各种豆类，加上大米、小米、血糯米、黑米，还可以加薏苡仁、燕麦、百合等，各种材料互相搭配，用电饭煲煲成一锅软烂香糯的杂豆粥，晚餐的主食就有了。

杂豆营养丰富，如绿豆能清热除湿；赤小豆能养血养心；大红豆能健脾养血；薏苡仁能健脾利湿；黑豆能养脾益肾。杂豆煮粥既补充水分，又能获得日常饮食中不易获得的大量抗氧化营养成分，如类黄酮、单宁、皂甙等，还有生物碱、豆固醇、香豆素、强心甙，以及大量膳食纤维。

煮粥也有技巧，各种杂豆要提前浸泡一小时，如果工作繁忙没时间浸泡，可以把豆和水放锅里，煮开后每隔两三分钟加一次冷水，经过三到五次，豆子很容易激开花，开花后放米转成文火煮半个小时，这时是粥口感最好的时候。

以蔬菜为原料的凉拌菜最适宜做杂豆粥的配菜，凉拌菜的取材也讲究"杂"，七八种蔬菜齐上阵，每样都不多，红苦瓜、黄瓜、西兰花、胡萝卜、紫甘蓝、芦笋、各种菌菇等，红红绿绿地拌在一起，加少量盐和橄榄油，既赏心悦目，刺激食欲，又能从不同食物中摄取到全面的营养。

晚餐吃好有学问

随着生活节奏越来越快，晚餐成了一天的主餐，不少家庭早餐草草应付，中餐有什么吃什么，把一天的营养补充放到了晚餐上。或是应酬或是晚餐夜宵一起吃，殊不知晚餐饮食不科学是引发很多疾病的罪魁祸首。晚餐饮食需注意以下几方面。

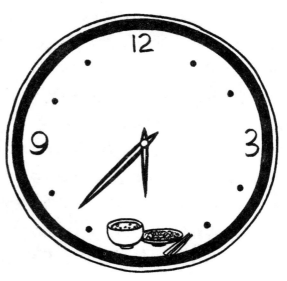

有研究表明，晚餐少吃睡得香。正确的晚餐应该吃8分饱，以自我感觉不饿为度。晚餐的时间最好安排在晚上6点左右，尽量不要超过晚上9点。晚上9点之后最好不要再吃任何固体食物。并且，晚餐后四个小时内不要就寝，这样可使晚上吃的食物充分消化。

很多人都知道睡觉前补钙的效果好，比如睡前喝20克牛奶，既促进睡眠，又补了钙。很多人还知道虾皮里钙的含量非常丰富，于是有些人觉得晚餐睡觉前吃虾皮补钙的效果一定会超过牛奶。其实这种看法是完全错误的，这样不但不能达到补钙的目的，更容易增加尿道结石的患病危险。

因为尿结石的主要成分是钙，而食物中含的钙除一部分被肠壁吸收利用外，多余的钙全部从尿液中排出。人体排钙高峰一般在饭后4~5小时，如果晚餐食物中含钙过多、晚餐时间过晚、睡前吃虾皮，当排钙高峰到来时，人们已经上床睡觉，那么尿液就会全部潴留在尿路中，不能及时排出体外。这样，尿路中的尿液的钙含量也就不断增加，不断沉积下来，久而久之极易形成尿结石。日本松下医院曾对270名尿结石患者进行了调查，其中97人大都在21点后进晚餐，25人有吃完夜宵就上床睡觉的习惯。

晚上补钙最好选用易消化吸收的食物。睡前1~2小时喝120克牛奶，就是非常不错的选择。

因为工作繁忙，很多人晚餐往往没有定时，或早或晚，甚至有人直接饿着肚子睡去，这都会影响健康。晚餐不能不吃，但不能吃过于油腻的食物。如果晚餐比较油腻，多余的油脂摄入可引起血脂升高，进而导致动脉粥样硬化和冠心病。多余的蛋白质摄入可增加胃肠、肝脏和肾脏的代谢负担，对于有肝肾疾病的患者非常有害。

我国传统饮食结构把谷物类作为主食。然而，如今的餐桌上主食的地位越来越被弱化。尤其很多人为了保持身材，晚餐的时候往往不吃主食，事实上，这种做法是错误的。

主食是必不可少的，晚餐的主食可以以稀食为主。男性（男性食品）的晚餐主食量应为 2～3 两左右，女性为1～2 两左右，老年人最好喝一些粥类食物。

心脏病人晚上不要乱补钙

众所周知，晚间是心脏病的高发期之一。所以，本来就有危险的心脏病人，在晚上就更不能随便补钙，尤其是老年人，由于血管脆弱，更不能胡乱补钙。

很多心脏病患者认为，补钙不仅可以预防骨质疏松，而且能够有效预防高血压和心脏病，但根据最新的研究成果，心脏病患者过量补钙有可能引起猝死。虽然猝死原因较为复杂，但是大多数医学专家认为，心脏病患者之所以会因为过度补钙导致猝死，主要是因为钙离子在血管当中与其他物质结成了"团"，堵塞血管而导致了猝死。所以，心脏病患者在补钙的同时，应该严格遵守医嘱，同时应该在医生的指导下服用小剂量的钙拮抗剂防止猝死的发生。

其实，补钙有一种最安全的办法，那就是晒太阳。科学研究表明：太阳光中的紫外线可以将皮肤中的维生素 D 与游离的钙离子结合起来，从而让人健康补钙，所以心脏病患者最安全的补钙方式就是多晒太阳。这样，不仅可以安全有效地补钙，还可以利用阳光加速自身的新陈代谢，排除体内的毒素和病菌。

不过，心脏病患者以及正常人晒太阳的季节最好选择秋冬季，绝对不能选择夏季，以免高温造成昏厥。晒太阳的时候要在空气新鲜的户外，不能隔着玻璃晒，因为玻璃会将紫外线隔离在外，根本达不到补钙的效果。同时，在晒太阳的时候，要注意不要睡着，以免着凉感冒。

晚餐后旋摩全腹助消化

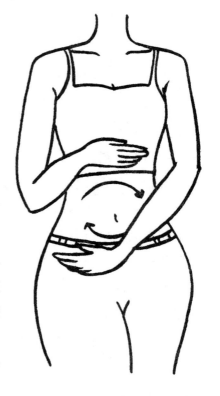

很多人都知道，晚上身体容易堆积脂肪，所以在晚餐之后，不妨旋摩腹部，从而帮助消化，同时避免脂肪堆积。

旋摩全腹的最大作用就是能够消耗腹部的脂肪。腹部脂肪堆积不但会导致人体体型难看，而且因为腹部脂肪增多，导致原本应该被输送到头部和大脑的血液被滞留在腹腔当中，以便帮助消化器官完成多余的工作，这就在无形之中增加了心脏的负担，长此以往，心脏功能必然会越来越弱，最终会导致心脏功能全面崩溃。

腹部脂肪过多，必然会导致过多的脂肪和胆固醇等物质进入血液当中，引起粥样动脉硬化，甚至会造成动脉和静脉堵塞。循环系统的堵塞必然会引起高血压。腹部的脂肪堆积还会增加脊柱的压力，引起后背疼痛，甚至有可能导致脊椎的疼痛。除此之外，腹部脂肪还会直接挤压肺部，导致肺部不能顺畅呼吸，使得心脏不能获得充足的氧气，长此以往必然导致心脏功能减退。

旋摩全腹是最直接，也就是最简单的减少腹部脂肪的方法。这种方法不仅可以有效加速腹部脂肪的分解，而且能够促进消化，有效缓解肠胃不适，同时还能对各种心肺疾病起到辅助治疗的作用。

旋摩全腹有慢速和快速两种方式：

慢速按摩：

1. 仰卧在床上，或者两脚分开与肩同宽站立，全身放松，以肚脐为圆心，按照顺时针方向，慢慢转圆圈按摩，先转小圈，圆圈逐渐向外扩大，直至扩大到整个腹部，按摩圈数和力度视各人身体素质和承受能力而定。

2. 顺时针按摩完毕之后，再进行逆时针按摩，但是逆时针按摩要先在整个腹部的最外缘进行按摩，一边按摩一边逐渐缩小按摩半径。

注意在进行这种按摩的时候，应该在自己能够承受的范围之内尽量多用力按摩，以加强按摩效果，但是不能用力过度，尤其不能故意撕扯肚脐。

快速按摩：

用力揉搓双手，掌心向下，放在下腹部两侧，快速打圈按摩腹部，力度和次数视各人身体状况而定。

为了提高按摩的效果，按摩的时候，精神应当集中，最好可以感受热能传入被摩擦部位，从而加强脂肪的消耗。

郑重提醒，腹部有肿瘤的病人不能使用这种按摩方法，以免造成危险。

南瓜是晚餐好食材

南瓜的营养价值很高。首先，南瓜中含有大量的不饱和脂肪酸，以及大量的膳食纤维，这些物质都有显著的降低胆固醇的作用。新鲜的南瓜当中还含有维生素 C 等，对美容、明目、预防高血压和冠心病等有显著作用。除此之外，南瓜当中还含有很多人体必需的氨基酸，这些氨基酸不但可以有效促进人的大脑细胞正常代谢，而且有利于帮助脑组织排出其中多余的氨。南瓜的胚芽里含有大量维生素 E、维生素 B_1、维生素 B_2、维生素 B_6 等，这些维生素可以有效增强人的体力和耐力。除此之外，南瓜还含有丰富的碳水化合物，以及大量的胡萝卜素、黄体素、南瓜黄质、磷、镁、钾、锌等有利于身体健康的营养物质。

在传统的中医理论当中，南瓜性平味甘，具有健脾、除湿、利尿等作用，能够有效缓解腹泻、消化不良、水肿等症状。同时，新鲜的煮南瓜和磨得很细的南瓜粉做成的食物对于常年胃病者也有一定的缓解作用，尤其适合长期熬夜导致脾胃虚弱的人食用。

需要注意的是，患有干燥综合征、糖尿病、更年期综合征且属阴虚火旺之人不宜食用南瓜，否则易助火伤阴。南瓜发霉后能产生一系列物质，所以发霉南瓜绝对不能食用。

南瓜糊

【原料】南瓜 100 克，水 800 毫升。

【做法】①南瓜打成浓浆，加适量冷水，搅拌成为糊状，搅拌的时候，应该少量多次加入凉水，以防南瓜面产生疙瘩。②锅中加水烧开。③将南瓜糊缓缓倒入锅中，一边倒，一边搅拌。④转小火烧开，在烧开的过程中，不时用勺子搅拌几下，保证南瓜糊不会糊锅。⑤烧开后煮至黏稠即可关火，盖上锅盖焖 10 分钟即可食用。

【功效】利水消肿，清理血液垃圾，有效促进心脏血液循环，预防心脏疾病。

晚餐适当吃点芋头，健脾益气

芋头别名马铃薯、山药蛋、洋山芋等。在中医理论当中，芋头味甘，性平，入胃、大肠经，有健脾益气、缓解便秘等功效。人的脾胃健康，才能顺利地吸收营养，排出体内垃圾，因此，芋头对于脾胃有好处，是一种很好的健脾食物。因为芋头具有保养消化系统的作用，所以脾胃不和、经常消化不良的人们可以用芋头代替一部分主食。

很多人认为，吃芋头会发胖，但实际上，芋头当中仅仅含有0.1%的脂肪，几乎是所有能够充饥的食物当中脂肪含量最低的。因此，每天多吃芋头，可以有效减少脂肪摄入，从而可以有效降低心脏病发作的危险。除此之外，芋头还含有很多的钾元素，钾元素对人体的贡献，主要是帮助肌肉和心脏保持正常功能，因此，适量多吃芋头对心脏有好处。

不过，要想健康地吃芋头，就要把芋头简单地蒸熟或者煮熟蘸盐吃，绝对不能吃经过油炸的芋头。每年芋头上市的时候，新闻媒体总会曝光"翻新芋头"，那么应该如何辨别真假新芋头呢？我们可以用手指轻搓芋头的表皮，如果是新芋头，其表皮只要轻轻搓一下就会掉，而翻新的芋头表皮与芋头的肉紧密结合在一起，不容易剥掉；新芋头含水量比较大，手指甲按进去的感觉十分清脆，且被按压的部分有明显的汁液渗出，陈芋头含水少，并且从皮到肉质都有一种韧性。

发霉、发青或者发芽的芋头绝对不可以食用，以免造成中毒，如果误食，会出现舌头发麻的症状，这个时候应该自行洗胃，然后迅速前往医院进行治疗。

低脂芋头泥

【原料】马铃薯200克，鸡胸肉50克，黄瓜50克，胡萝卜50克，鸡蛋一个，牛奶100克，精盐，胡椒粉适量。

【做法】①鸡胸肉洗净煮熟。②将煮熟的鸡胸肉切成黄豆粒大小的碎块。③马铃薯、鸡蛋分别煮熟。④马铃薯剥皮，鸡蛋剥壳，分别用勺子碾碎。⑤将牛奶和盐、胡椒粉混合均匀，然后将混合液体混入马铃薯和鸡蛋泥中。⑥胡萝卜、黄瓜洗净，切成黄豆粒大小的碎粒，拌入马铃薯鸡蛋泥中即可。

【功效】补钾利尿，有效降低血压，同时能够有效饱腹，从而有效降低摄入的热量，缓解高血压和高胆固醇病症。

【注意】高血压、高脂血症患者要去掉鸡肉，并且要少放精盐和胡椒粉。

晚餐佐餐饮料首选小麦草

小麦草作为日常生活当中刚刚出现的新奇蔬菜，其不仅仅含有丰富的膳食纤维和维生素，最重要的是，小麦草富含叶酸。现代医学已经证明，叶酸对于心血管疾病有显著的预防作用。

根据临床医学统计，叶酸对于心脏病的预防效果要远远大于维生素E以及其他营养补充剂。除此之外，小麦草还含有大量的铁元素，可以为人体安全健康地补血。同时，小麦草当中含有大量的膳食纤维，可以安全而有效地促进肠胃蠕动，排出体内垃圾。

平时我们经常把小麦草和其他水果一起打汁做饮料，但是要注意，加工果汁的时候，无论是糖还是其他调料都要尽量少加。

小麦草虽好，吃起来却有讲究。由于小麦草所包含的草酸和钙盐可以结合成草酸钙结晶，使肾炎病人的尿色混浊，管型盐类结晶增加，所以肾炎和肾结石病人不宜多吃。加工过的小麦草过夜后不适合食用，因小麦草里的硝酸盐在还原酶的功效下会还原成亚硝酸盐，食后会引起中毒。

晚餐吃点红苦瓜

红苦瓜属于茄科一年生或多年生草本植物，其浆果可以食用。又因红苦瓜色彩艳丽，故被称为"红元帅"。红苦瓜的新鲜果实，在我国通常被看成一种蔬菜，但从它的营养含量来看，则接近于水果。

中医学认为，红苦瓜具有健胃消食、清热解毒、凉血平肝、生津止渴、补血养血、养颜美容、消除疲劳、增进食欲、提高对蛋白质的消化、减少胃胀食积，适当食用，具有食疗的效果。

现代医学研究发现，红苦瓜中的番茄红素、维生素P、B族维生素、维生素C及芦丁等有保护血管、预防高血压的作用，并能改善心脏功能。另外，红苦瓜含有大量的钾及碱性矿物质，能促进血中钠盐的排出，有利于维持体内水、酸碱平衡与渗透压，有降压、利尿、消肿作用，对高血压、肾脏病有良好的辅助治疗作用。

有些人喜欢吃未成熟的红苦瓜，虽然未完全成熟的红苦瓜没有什么毒素，但是因为其过于寒凉，如果在短时间内食用大量生红苦瓜的话会引起食物中毒，其症状主要表现为恶心、呕吐、头晕、全身发热等，严重时有可能危及生命。

体质较寒凉、血压低、冬天手脚易冰冷的人不适合生吃红苦瓜，女性在生理期时食用过多生红苦瓜，容易加剧腹痛。另外，红苦瓜不宜与寒凉食物同吃，在空腹时最好也不要吃得太多，否则其所含的某些成分会和胃酸起化学反应，生成难以溶解的块状物，导致胃部胀痛。

红苦瓜炒丝瓜

【原料】红苦瓜、丝瓜各250克，黑木耳10克，精盐适量。

【做法】①红苦瓜洗净，用开水烫后剥皮，切成大小相等的块，装好备用。②丝瓜去皮洗净，切成菱形片，装好备用。③黑木耳水发后，撕碎，装好备用。④炒锅置旺火上，锅热，入红苦瓜、丝瓜块略炒几下，再加入木耳同炒，下精盐，炒匀，加盖稍焖至熟即可。可用于佐餐或单食，早、晚各1次。

【功效】清肝平阳，凉血活血，生津安神。主治高血压、动脉硬化属于肝阳上亢型。症见眩晕、头胀痛、耳鸣、易怒、失眠多梦、脉弦数等。

海底粉清理肠胃和血管

海底粉类似凉粉，是山东河北一带沿海有名的小吃。因其清凉可口，祛湿解热深受广大群众欢迎。

在传统观念当中，海底粉只是一种含碘量极高，可以辅助治疗因缺碘而致的甲状腺肿以及克汀病的药食两用食材。海底粉的营养十分丰富，除了海藻产品当中常见的碘、钙、磷、硒等多种微量元素外，还含有丰富的胡萝卜素、B族维生素等，这些营养物质可以有效避免脂肪和胆固醇在心脏和血管中堆积，从而有效避免动脉硬化的发生。

海底粉炖排骨

【原料】海底粉 100 克，萝卜 500 克，排骨 250 克，魔芋 200 克，鸡蛋 6 个，芥末酱、精盐、生抽、鸡精各适量。

【做法】①海底粉泡发，捞出洗净切成食指长短的海底粉片，打结备用。②排骨用冷水浸泡两小时泡去血水，然后入冷水锅煮开，将浮沫撇去，备用。③海底粉加入排骨锅中，为防止糊锅，先捞出排骨，再投入海底粉，再将排骨放在海底粉上面，小火炖煮 1 个小时。④萝卜去皮，切厚片，投入排骨海底粉锅内。⑤魔芋切麻将大小的方块，投入海底粉锅中，炖煮半个小时。⑥将上述炖好的食材整锅端离火上，视个人口味加精盐、鸡精、生抽调味。⑦另起锅煮熟鸡蛋，剥壳备用。⑧将炖好的排骨海底粉汤盛到碗中，晾凉结为凝冻之后，加熟鸡蛋蘸芥末酱食用。

【功效】通便利气，可以有效缓解气息瘀滞所致的心脏不适，同时可以开窍醒神，生发心脏阳气。建议冬天食用。

【注意】萝卜下气，海底粉有可能存在重金属遗留，孕妇不能食用。

晚餐来点杏仁润润肺

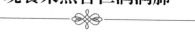

中药典籍《本草纲目》中列举杏仁的三大功效：润肺，清积食，散滞。清积食是说杏仁可以帮助消化、缓解便秘症状；《现代实用中药》记载："杏仁内服具有轻泻作用，并有滋补之效。"对于年老体弱的慢性便秘者来说，服用杏仁效果更佳。

杏仁分为甜杏仁及苦杏仁两种。我国南方产的杏仁属于甜杏仁

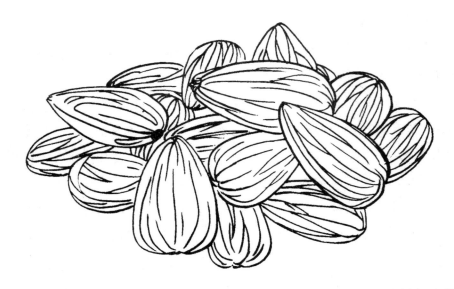

（又名南杏仁），味道微甜、细腻，多用于食用，还可作为原料加入蛋糕、曲奇和菜肴中，具有润肺、止咳、滑肠等功效，对干咳无痰、肺虚久咳等症有一定的缓解作用；北方产的杏仁则属于苦杏仁（又名北杏仁），带苦味，多作药用，具有润肺、平喘的功效，对于因伤风感冒引起的多痰、咳嗽、气喘等症状疗效显著；但苦杏仁一次服用不可过多，每次以不高于9克为宜。

素食者食用甜杏仁可以及时补充蛋白质、微量元素和维生素，例如铁、锌及维生素 E 等。甜杏仁中所含的脂肪是健康人士所必需的，是一种对心脏有益的高不饱和脂肪。研究发现，每天吃 50 ～ 100 克杏仁（大约 40 ～ 80 粒杏仁），体重不会增加。甜杏仁中蛋白质含量高，其中的大量纤维可以让人产生饱腹感，这对保持体重有益。

杏仁糊

【原料】杏仁 200 克，糯米 100 克，冰糖或者精盐适量。

【做法】①杏仁淘洗干净，然后放到锅中，小火快速翻炒，当看到杏仁在锅中跳动时停火，备用。②将杏仁碾碎，越碎越好，备用。③糯米用料理机打成米糊备用。④米糊加水入锅，加上碾碎的杏仁，不停搅拌，直至杏仁与米糊完全融合在一起，待米糊熟后根据自己口味用冰糖或者精盐调味。

【功效】清理血管，消除便秘，有效预防动脉硬化。

【注意】腹泻者不宜多吃，肠胃功能较弱者，可以将糯米换成大米；糖尿病、高脂血症患者不宜加糖。

晚餐食谱推荐

很多人在忙碌一天之后，会出现不知道吃什么好的感觉，杂粮粥、清粥小菜固然健康，但是如果天天吃这些东西，往往会给人一种人生了无生趣的感觉。因此，本书在这里推荐给大家一系列晚餐食谱，让大家吃得健康，吃得美味。

蛤蜊浇汁面

【原料】挂面350克，蛤蜊肉250克，葱头1个，胡萝卜2根，香菇4个，肉豆蔻1克，香菜数棵，精盐2克，西红柿酱5克，面2克，色拉油2克，蒜5瓣。

【做法】①将蛤蜊肉用盐水洗净沥水，放入油锅煸炒，撒入酒。②将葱头、大蒜、香菇切碎，胡萝卜切丝，放入油锅炒熟，再倒入面粉，用汤料稀释，加入西红柿酱及调料煮开加入蛤蜊做成汤汁。③将面煮熟，盛入碗中浇入汤汁撒入香菜即可。

炸蛳黄

【原料】蛤蜊肉30个，胡萝卜2个，香菜2棵，小麦胚芽3克，鸡蛋 1 个，水 120 克，面粉 120 克，白酒 1 克，植物油适量。

【做法】①将胡萝卜、香菜切碎与小麦胚芽鸡蛋、面粉、水调成面糊。②蛤蜊肉中倒入 1 克白酒放锅内干炒，将蛤蜊肉蘸面糊放入油锅炸成金黄色即可。

凉拌裙带菜

【原料】裙带菜 100 克，干虾米 20 克，白芝麻 20 克，酱油 20 克，料酒 50 克，醋 10 克。

【做法】①将水泡裙带菜捞出沥水切 2～3 公分的段。②将干虾米用温水浸泡洗净沥水待用。③料酒、醋、酱油混合做成汤汁。④将裙带菜、小虾倒入锅内煮熟，倒入调好的汤汁煮开盛入碗内撒上白芝麻即可。

煎炸裙带菜

【原料】干裙带菜 100 克，速食玉米 120 克，胡萝卜 60 克，香菜数棵，鸡蛋 1 个，小麦胚芽 3 克，面粉 20 克，水 150 毫升，植物油适量。

【做法】①将裙带菜用水浸泡切 1 公分的块。②胡萝卜切丝，香菜切碎。③速食玉米洗净沥水待用。④将鸡蛋、小麦胚芽、面粉加水调成面糊，与裙带菜、胡萝卜、香菜、速食玉米搅拌，放入油锅炸熟即可。

菜心炒鸡肝

【原料】菜心 4 棵，鸡肝 300 克，红柿子椒 2 个，蒜 1 瓣，葱 2 棵，鲜蘑 4 个，酱油，白糖各 2 克，酒 20 克，咖喱 20 克，色拉油 200 克，淀粉、醋适量。

【做法】①鸡肝洗净，切块；倒入酒、酱油浸泡，沥水待用。②菜心洗净、切段，葱切丝、红柿子椒切块。③油锅烧热放入菜心用旺火煸炒，盛盘。④油锅烧热，放鸡肝、蒜翻炒，待变色后放入葱、柿子椒、鲜蘑洗净翻炒。⑤加入酱油、白糖、酒、水、咖喱粉。开锅后去浮沫，用醋淀粉勾芡，浇在菜心盘上即可。

油菜拌虾仁

【原料】油菜心 400 克，虾仁 5 克，酱油 5 克，白糖 2 克，香油 1 克。

【做法】①将菜心洗净，放入开水锅中焯一下，捞出后冷却沥水。②虾仁用温水浸泡片刻。③取一小盆放入酱油、白糖、香油、泡虾仁水混合与菜心、虾仁拌匀即可。

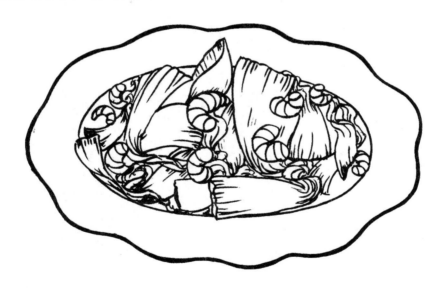

菜心扣肉

【原料】猪肉 600 克（肥瘦各半），油菜心适量，淀粉 12 克，料酒 30 克，酱油 3 克，白糖 1 克，大料少许，葱 1 根，姜 1 块，油适量。

【做法】①葱切段、姜切片。②肉洗净后，放入锅内，同时放入

127

葱、姜煮至肉软，捞出。③酱油均匀地涂抹在肉上。④油锅烧至180℃时，将肉慢慢滑入，炸至变色，捞出，切成薄片。⑤另取一小盆，将肥肉一面朝下，码好。⑥倒入酱油、白糖、料酒、大料。将小盆入笼用旺火蒸2小时。⑦油菜心用开水焯一下，摆在盘内，再将蒸好的扣肉摆入盘内。⑧将剩下的汤汁置于火上，用淀粉勾芡，浇在肉上即可。

第五章
药食共用，让你更健康

　　提起药膳，人们总会认为就是食物与中药的简单相加，事实上，所谓药膳，是在中医辩证配膳理论指导下，由药物、食物和调料三者精制而成的一种既有药物功效，又有食品美味，兼具防病治病，强身益寿的特殊食品。

　　中国的药膳历史源远流长，上古时期就有关于"神农尝百草"的传说，说明早在远古时代中华民族就开始探索食物和药物的功用，因此中国一直有"医食同源"之说。

　　一种药膳不是任何季节都适用，但是由于现在气候变化，四季已经不那么分明，所以本书当中将药膳分为两大类，一类是适合春夏季节的药膳，一类是适合秋冬季节的药膳，以利于大家参考食用。

红豆宁心安神

红豆性平，味甘、淡，传统中医理论认为红豆有利水渗湿、益脾和胃、宁心安神的效果。因为红豆用途广泛，可以不分四季，与多种药物配伍，在寒、温、风、湿的治疗中都可发挥作用，所以古人称红豆为"神药"。除此之外，现代医学研究证实，红豆可以显著增强机体免疫功能。

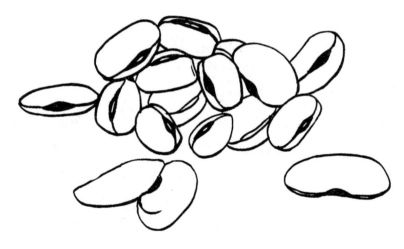

红豆之所以可以强心护心，主要是因为红豆有利水渗湿的功效。因为心脏对应五行当中的"火"，所以心脏喜燥恶湿，而红豆最大的功效就是可以祛除体内多余的湿气。最重要的是，红豆药性平和，利水祛湿而不伤正气，所以红豆是一味安全的、具有补益作用的祛湿药。

红豆强心护心的另外一个方面体现在红豆可以健脾，同时能够解决体内痰湿过重引起的种种疾病，尤其能够缓解和消除痰迷心窍引起的种种症状。

除此之外，红豆可以养心安神，因此可以有效治疗和缓解心神不安、心悸以及由此产生的失眠等症。

荷叶红豆粥

【原料】荷叶 1 张（鲜、干均可），红豆 50 克，粳米或小米 100 克，白糖适量。

【做法】①将荷叶煎汤去渣。②将红豆、洗净的粳米或小米加入药汤中，同煮为粥，出锅前加白糖调味即可。

【功效】清热解暑，宁心安神，对心血管疾病、神经衰弱者有辅助治疗作用。

桃胶清心去烦

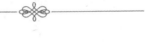

中药当中的桃胶指的是桃树分泌的汁液，因其药性阴柔，同时滋而不腻，清热而不伤元气而被《神农本草经》列为上品。桃胶不仅可以清心去烦，而且能够滋补肺胃的津液，对于体内热毒过多导致的心气不旺、肺痿吐脓、便秘等病症有着很好的治疗作用。

此外，桃胶还可以显著改善心肌收缩无力，可以提升心脏泵血功能，并且对心肌有良好的保护功能，能够帮助已经受损的心肌细胞得到修复，大幅度减少心肌细胞的坏死。除此之外，桃胶还可以显著增强人体的抗缺氧能力，并且有一定的抗菌作用。

不过，桃胶虽然可以补心，但是却不是适用于所有人，尤其是气虚体寒者不宜服用桃胶。

桃胶粥

【原料】桃胶 30 克，粳米 100 克，冰糖适量。

【做法】①将桃胶泡发之后，切碎入锅，加入清水适量，先浸渍2小时，再煎煮40分钟，滤取药汁。②将粳米洗净，放入锅内，加清水适量，先用武火煮沸，再用文火煎熬15分钟，加入桃胶煎汁和少量冰糖，搅拌均匀，继续煎煮20分钟左右，以米熟为度。早晚餐食用。

【功效】滋阴润肺，清心养胃。适用于肺阴亏虚所致的咳嗽、痰少、咯血和胃阴亏虚所致的食少反胃、咽干口燥、大便燥结等。

芡实强心降血压

无论是在我国的传统医学当中，还是在我国的传统饮食当中，芡实都是一味常见的药食两用的食物。中医学认为，芡实不但可以补足五脏，而且对加强人体十二经脉的气血流通都具有十分强大的作用，能够保证人体内血脉通畅，加快人体内的血液循环。心脏病患者可以在日常生活当中有意多吃一些芡实，尤其是芡实心，因为这种物质味苦，性寒，但不伤阳气。

芡实有十分显著的强心作用，这是因为芡实当中的主要成分——莲心碱有很强的降血压以及抗心律不齐的作用。所以，患有心律不齐的老年人，也可以在日常饮食中有意添加一些芡实。

芡实有两种，一种是未去掉内层果皮的红芡实，一种是去掉内层果皮的白芡实，这两种芡实无论是烹饪方法还是口感味道都相差无几，但是消费者在选购的时候，还是尽量选择没有去掉内层果皮的红芡实为佳，因为这种芡实虽然外形不如白芡实漂亮，但是营养比白芡实要全面得多。

无论是红芡实还是白芡实，在选购的时候，应当以形状端正、饱满、整齐者为上品。芡实最忌受潮受热，受潮受热的芡实不但口感极苦，而且容易被虫蛀。发霉变黄的芡实不能食用，其口感不好，而且含有大量毒素，会对人体健康造成危害。

每到夏天，人们都会买一些新鲜芡实来吃，但是正如《本草纲目拾遗》中说的那样，芡实"生则胀人腹"。新鲜芡实虽然别有一番风味，但是不能多吃，否则就会伤及脾胃，引起腹胀、腹泻。

芡实适合大多数人食用，尤其是适合体质虚弱、失眠健忘、食欲不振的中老年人食用。但是芡实性涩，易阻滞心气，所以腹部胀满、大便干燥、外感风寒者不宜使用。

很多人在食用芡实的时候，会剔除苦苦的芡心，其实芡心虽然不起眼，但是它与芡实一样，也是一味清心安神、止血降压的良药，尤其适于心火上亢者食用。因为莲心味道十分清苦，所以不妨用其泡茶，代替日常饮水。

芡实红枣桂圆羹

【原料】芡实 30 克，红枣、桂圆肉各 20 克，冰糖适量。

【做法】芡实去心，红枣去核，三物一同放入砂锅内，加清水文火炖至芡实酥烂，下冰糖调味即可。

【功效】健脾补血、养心安神，用于心脾两虚之神疲乏力、心悸怔忡、头晕失眠等症，

绿豆平和祛湿气

绿豆，在《神农本草经》被列为上品，全国各省均有栽培种植。绿豆含有丰富的薏苡素、甾醇、氨基酸、维生素 B_1 等物质，所以绿豆不

但能够利水渗湿，而且有助于清热排脓，防治肌肉风湿，同时还能健脾止泻。

尤其在炎炎夏日，绿豆更是优良的养生食材，因为绿豆味甘性寒，可入脾胃肺经。因此绿豆可以治疗夏日常见的水肿脚气、食少腹泻，以及肺痈、肠痈等多种疾病。夏日炎热，更会让本来属"火"的心脏雪上加霜，而全国各地越来越严重的桑拿天更是对惧怕湿气的心脏的一种侵害。因此，夏天可适当食物绿豆。

绿豆的最突出的作用就是排毒祛湿，消除水肿，从而达到其宁心安神的作用，加之绿豆的化痰消毒作用，使得绿豆可以有效预防因为痰瘀导致的心脏疾病；同时绿豆本身性质甘淡平和，所以绿豆本身是一种最安全的药食两用的食物。

绿豆还有一个功效，就是可以解毒解药，如果夏天我们喝多了凉茶感觉不舒服的话，可以采用大量饮用绿豆汤的方法来解毒。

很多人心情不好的时候，会食欲不振。一般的食欲不振，只用绿豆就可以解决。

绿豆虽然是个宝，但是由于绿豆性寒，而且可以促进子宫收缩，所以孕妇以及虚寒体质的人不能食用，尤其在冬天更是不能食用。因为绿豆有解药的作用，所以正在服用中药调理的人不能食绿豆。

另外，值得注意的是，很多人在熬煮绿豆汤的时候，会加入甘草，但是实际上根本没有必要，因为甘草容易在人体内淤积热毒，反而将绿豆的清热解毒败火的效果打折了。

温馨提醒：

食欲不振需警惕

没来由的食欲不振，往往是人体状况的"预警信号"。尤其是对于有心脏病或者有患心脏病风险的人来说，如果不是由于消化系统或者暂时的情绪导致的食欲不振，而是突然间的食欲不振或者胃胀，往往就说明心脏疾病正在恶化。

心脏病患者食欲不振的原因很多，但是大多数原因是因为心脏功能不全导致体内供血不足或者有瘀血造成食欲不佳。当然，心脏病患者导致食欲不振还有一个原因，那就是因为心脏病病情突然严重，导致体内释放大量毒素，导致食欲不振。

如果出现明显的食欲不振，一定不要掉以轻心，应该密切观察身体的其他情况，例如身体有没有迅速消瘦，下肢有没有明显的水肿等，尤其是心脏功能不全的患者，更应该立刻去医院就诊。

冬瓜绿豆汤

【原料】绿豆52克，冬瓜200克，水1.5升。

【做法】绿豆反复淘洗后浸泡3个小时，与冬瓜一起小火煲汤。

【功效】滋阴养心、利水消肿。主治因为饮水过多导致的心脏负担过重、五心烦热、狂躁易怒等病症。

【注意】湿热严重者，用绿豆和冬瓜熬水日常代茶饮即可，这种饮料不仅可以有效消肿利水，而且是一道十分适合潮湿夏日"桑拿天"的清凉饮料。因为绿豆有解药的作用，所以正在服用中药调理的人不能采用这道汤品。

银耳——润肺补心

这里所说的银耳，指的是银耳科植物的球状鳞茎。自古以来，银耳不但可以作为蔬菜食用，而且是一味治病的良药。最新的医学研究

成果显示，银耳当中所含的银耳甙 A、甙 B 等物质对人体的益处与燕窝当中所含的营养物质对人体的益处极为类似，所以银耳又有"穷人的燕窝"之称。据记载，银耳可以"去邪气腹胀心痛，利大小便、补中益气"。银耳性甘、味淡、微寒，对心肺都有很好的安抚滋补作用。同时，银耳还具有清热利尿、祛湿安眠、镇静助眠、止血解表等功效，能够有效预防心慌心悸、心气不足和心肺不和引起的失眠多梦、虚烦不安等症。

对慢性肺心病患者，以及心气不旺患者来说，银耳有着润肺补心、滋养心脏的功效，尤其是一些久咳不愈，而且一咳嗽感觉心脏不适的患者，不妨用鲜银耳与大米熬粥食用。尤其是在夏天，还可以在银耳粥当中加入一些红豆或者绿豆，这样不仅可以防止心火上亢引起的失眠，而且能够滋补五脏。

值得注意的是，银耳性寒凉，风寒感冒引起的咳嗽患者不宜食用。

木瓜芡实银耳汤

【原料】木瓜 1 个，芡实 100 克，干银耳 20 克，桃胶 15 克，冰糖适量。

【做法】①将木瓜、芡实、干银耳、桃胶洗净，银耳、芡实、桃胶稍浸泡。②木瓜去皮去籽，切块待用。③将银耳、芡实放入煮锅，加清水 1 500 毫升，以大火煮开后转小火煮 20 分钟。放入木瓜及适量冰糖继续煮 15 分钟即可。

【功效】木瓜滋阴养胃，且富含维生素 B；芡实宁心安神，有助睡眠，银耳清心除烦；桃胶益胃生津。此汤清甜可口，对消除油腻非常有帮助，且具有清心火，去除疲劳的功效。

松针——清除心火

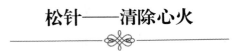

中药当中的松针，如无特别说明，通常所指的是马尾松的松针。松针味甘淡，性寒。不仅能够清除心火，而且能够利尿通淋，可以有效缓解心火过盛导致的心烦口渴、神疲无力、口舌生疮等病症。尤其是在炎炎夏日，用松针泡水可以有效缓解诸多因为心火上亢导致的不适，同时松针还对降低血压血脂有显著疗效。

小米松汁粥

【原料】小米 100 克，松针 30 克，白糖适量。

【做法】将淡松针洗净，小米淘洗干净。淡松针水煮沸取汁，加水和小米，再续煮至粥成，以白糖调味。

【功效】清心火，除烦热，利大小便。

山楂——养心安神助眠

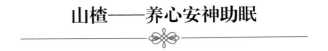

山楂味甘、酸，性平，归心、肝、胆经，具有养心益肝、安神、敛汗、生津的功效，为养心安神的要药。主治心肝阴血亏虚，心失所养，神不守舍之心悸、怔忡、健忘、失眠、多梦、眩晕等症。《名医别录》记载："主心烦不得眠，……虚汗，烦渴，补中，益肝气，坚筋骨，助阴气。"本品常与当归、白芍、何首乌、龙眼肉等补血、补阴药配伍，若治肝虚有热之虚烦不眠，常与知母、红豆、川芎等同用，如山楂汤（《金匮要略》）；若治心脾气血亏虚、惊悸不安、体倦失眠者，可以本品与黄芪、当归、党参等补养气血药配伍应用，如归脾汤（《校注妇人良方》）；若治心肾不交，阴亏血少，心悸失眠，健忘梦遗者，又当与桃胶、生地、远志等合用，如天王补心丹（《摄生秘剖》）。此外，本品味酸能敛而有收敛止汗之功效，常用治体虚自汗、盗汗，可与五味子、山茱萸、黄芪等益气固表止汗药同用。

现代医学研究证明，山楂中的皂苷、黄酮苷、水及醇提取物分别具有镇静催眠及抗心律失常作用，其水液及醇提取液还有抗惊厥、镇痛、降体温、降压作用。此外，山楂还有降血脂、抗缺氧、抗肿瘤、抑制血小板聚集，增强免疫功能及兴奋子宫的作用。

山楂粥

【原料】山楂 10 克，大米 100 克，白糖适量。

【做法】①将山楂洗净，放入锅中，加清水适量，浸泡 5～10 分钟。②水煎取汁，加大米煮粥，待粥熟时加白糖调味，再煮一、二沸即成。每日 1 剂。

【功效】养心安神，生津敛汗。适用于心肝血虚所致的失眠、惊悸、怔忡，及体虚自汗、盗汗、津伤口渴等。

松子——益智宁心补气

松子，又名柏子、柏实、柏仁，是柏科植物侧柏的种仁。松子从汉朝开始，就已经被作为中药应用了，《神农本草经》中记载，松子具有"主惊悸、安五脏、益气、除湿痹，久服令人润泽、美色、耳目聪明、不饥不老、轻身延年"的功效。李时珍所著的《本草纲目》中也有关于松子"养心气、润肾燥、益智宁神"的记载。

松子不热不燥，能够润泽心肺，同时，由于松子气味清香，善走窜，能够通透心肾，所以对于气血两虚导致的心血不足有着很好的疗效。除此之外，松子含有丰富的油分，因此能够有效缓解心火过盛引起的便秘，同时还可以避免寒凉泻下药物对心脏的危害。

松子虽然用处很多，但是却不能多吃。因为松子含油较多，所以长期腹泻者以及膈间多痰者不能食用。

松子粥

【原料】松子 10 ~ 15 克，粳米 50 ~ 100 克，蜂蜜适量。

【做法】先将松子去尽皮、壳、杂质，捣烂，同粳米煮粥，待粥将熟时，加蜂蜜稍煮一二沸即可。每日服 2 次，2 ~ 3 天为一疗程。

【功效】润肠通便，养心安神。适用于心悸、失眠健忘、长期便秘或老年性便秘。

花生美味又补养

传统中医学认为，花生能够滋补肝肾、涵养血脉、润肺补脾、黑发美容、润泽皮毛、消除便秘。可以这样说，花生是传统的补肾佳品。

花生糊

【原料】花生 200 克，糯米 100 克，冰糖或者精盐适量。

【做法】①花生淘洗干净，然后放到锅中，小火快速翻炒至熟，备用。②将花生碾碎，越碎越好，备用。③糯米用料理机打成米糊备用。④米糊加水入锅，加上碾碎的花生，不停搅拌，直至花生与米糊完全融合在一起，待米糊熟后根据自己口味用冰糖或者精盐调味。

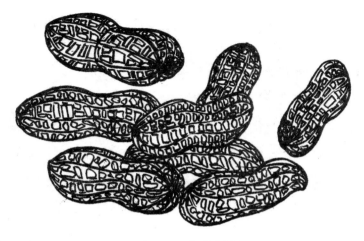

【功效】清理血管，消除便秘，生发肾气。

【注意】腹泻者不宜多吃，肠胃功能较弱者，可以将糯米换成大米；糖尿病、肾炎患者不宜加糖。

扶桑花生饼

【原料】花生200克，面粉500克，桑叶100克，精盐适量。

【做法】①花生淘洗干净，然后放到锅中，小火快速翻炒至熟，备用。②将花生碾碎，越碎越好，备用。③桑叶洗净后加水入锅，小火熬煮一个小时，过滤备用。④用熬好的桑叶汤、盐将面粉和好，放在一边备用。⑤将花生粉包入面团当中，上锅蒸熟即可。

【功效】清理血管，消除便秘，生发肾气，补充肾阳，乌发明目。

【注意】腹泻者不宜多吃，糖尿病、肾炎患者不宜加糖。

清理血管的青苔菜

青苔菜，是云南河水当中的青苔经过打捞后加工后的产物。中医认为，青苔菜性平味甘，入胃、大肠经，具有滋补肝肾、润燥败火、养血益胃、活血止血、润肺润肠的作用。

青苔菜是一种营养丰富的食用菌，是我国传统的保健食品。青苔菜的营养成分十分丰富，据现代科学分析，每100克干品中含蛋白质10.6克，脂肪0.2克，碳水化合物65克，粗纤维7克，钙375毫克，磷201毫克，铁185毫克，此外还含有维生素$B_1$0.15毫克，维生素$B_2$0.55毫克，烟酸2.7毫克。除此之外，青苔菜还含有磷和硫等构成人体细胞原生质的主要成分。由于青苔菜所含各种营养完善而丰富，被誉为"素中之荤"。

青苔菜是我国传统的美食，深受广大人民的喜爱，经常作为烹调各式中、西名菜佳肴的配料，还可以和红枣、芡实加糖炖熟，作为四季皆宜的甜点，不仅清脆鲜美，滑嫩爽喉，而且有增强食欲和滋补强身的作用。除此之外，青苔菜富含胶原，而且具有一定吸附能力，所以有清涤胃肠和消化纤维素的作用。因此，它又是纺织工人、矿山工人等经常接触粉尘的人员所不可缺少的一种保健食品。

青苔菜有滋润强壮，清肺益气，补血活血，镇静止痛等功效。是中医用来治疗腰腿疼痛，手足抽筋麻木，痔疮出血和产后虚弱等病症常用的配方药物。青苔菜能减低血液凝块，从而起到疏通血脉、补充肾阳的目的。最重要的是青苔菜具有化解体内结石尤其是肾脏结石的功效。这主要是因为青苔菜中所含有的发酵素和植物碱，能够有效促进消化道和泌尿道内各种腺体的分泌，并催化体内结石、润滑管道、促使结石排出。此外，青苔菜中所含有的多种矿物质元素还能使体内的各种结石产生化学反应，剥脱，瓦解，不断脱屑缩小，然后再经管道排出。另外，青苔菜中还含有较多量的具有清洁血液和解毒功效的生物化学物质，有利于人体健康。

因此，对于患有体内结石尤其是肾脏结石的病人，不妨每天有意识地吃上 1～2 次的青苔菜。这样，不但可以缓解病人的疼痛、恶心及呕吐等症状，甚至还可以使人体内的许多结石自然消失。

凉拌青苔菜

【原料】青苔菜 50 克，青红椒各 100 克，盐 3 克，糖 2 克，醋 10 克。

【做法】①青苔菜泡发洗净切丝，青红椒切丝备用。②将所有材料与调味料同时放入碗中，搅拌均匀，常温下放置半个小时即可食用。

【功效】生发肾气，补充肾阳，通便利尿。

【注意】糖尿病、严重肾炎患者不能加糖，且要少加盐，以免加重肾脏负担。

青苔菜红枣汤

【原料】青苔菜 20 克，红枣 10 粒，红糖 30 克，水 500 毫升。

【做法】①青苔菜泡发，拣去杂质备用。②青苔菜加红枣、红糖放入砂锅当中，加水。③小火炖一个小时即可。

【功效】清补肾精，滋润心肺，生津止渴，抗老化，止血通便。

【注意】糖尿病、严重肾炎患者不宜食用，以免加重肾脏负担。

温和平稳补气的红枣

红枣是我国的传统果品，红枣的种类很多，有大红枣、金丝红枣等等，但是无论何种种类的红枣，其营养成分以及药用功效都相差不大，只是在口感和酸甜度上有所区别。

红枣性温味甘，入脾胃经，能补中益气、养血、安神及明目，同时可以滋补肾阳。经常食用可以帮助女性补气养血，同时可以暖肠胃、明目活血、利水解毒，是润泽肌肤、乌须黑发佳品。经过科学检测，红枣富含蛋白质、糖类、有机酸、维生素 B、维生素 E、磷、钙、铁等，对延缓衰老、增强机体活力、美容养颜都很有帮助。

在我国民间，红枣一直是一种重要的补血和调理食品，对肾精不足导致的贫血、血小板减少、肝炎、乏力、失眠均有一定的辅助治疗作用。

红枣虽然营养丰富，但是在食用的时候十分有讲究。首先，有糖尿病和热症的患者不能食用红枣，以免病情加剧；其次，红枣一天的食用量不能超过 100 克，过多食用枣会引起胃酸过多和腹胀，而且红枣不能与柿子、海鲜一同食用，否则会引起呕吐。

红枣含有大量果胶和鞣酸，这些成分与胃酸结合，同样会在胃内结成硬块。所以红枣不能空腹食用。

由于红枣性温燥热，所以脾胃不和，身体虚弱者不可多吃。

红枣炖鸡

【原料】土鸡腿 1 只，排骨 250 克，红枣 20 个，盐 5 克，米酒 100 克。

【做法】①将土鸡腿洗净切块，排骨洗净用热水氽烫捞起，再用清水洗净备用，红枣亦洗净沥干备用。②将所有材料与调味料同时放入碗中，用保鲜膜封口，再放入电锅中蒸（碗中放入 2 杯水），蒸熟即可食用。

【功效】生发肾气，补充肾阳，乌发明目。

【注意】腹泻者不宜多吃，肠胃功能较弱者，可以将排骨去掉；糖尿病、严重肾炎患者不宜食用，以免加重肾脏负担。

红枣醋

【原料】红枣1 000克，陈年醋2 000毫升。

【做法】①红枣不用清洗，只要拣去杂质即可。②红枣加陈年醋放进玻璃罐中，密封。③阴凉处存放4个月后即可饮用。

【功效】清补肾精，滋润心肺，生津止渴，抗老化，可带动气血循环，生发肾气。

【注意】腹泻者、肠胃虚弱者不宜多饮用；糖尿病、严重肾炎患者不宜食用，以免加重肾脏负担。

滋阴清肾的黑米

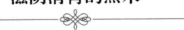

黑米又被称为乌米、黑粳米，在古代，黑米是专供内廷的"贡米"。由于中国民间就有"逢黑必补"之说，加之黑米营养丰富，具有很好的滋补作用，因此又被人们称为"补血米"、"长寿米"。在中医理论当中，黑米有滋阴补肾、补胃暖肝、明目活血的功效。长期食用，对头昏目眩、贫血、白发、眼疾、腰腿酸软等症有一定的辅助治疗作用。除此之外，黑米可预防动脉硬化，也是糖尿病患者和心血管疾病患者最好的膳食调剂食物。由于黑米营养价值高，所以黑米是少年白发、妇女产后虚弱、病后体虚以及贫血、肾虚者的优良补品。

在烹饪时，黑米还可以与多种食材搭配，这样不但口感丰富，而且能通过食材之间的"强强联合"，提升膳食的营养价值。例如，黑米与黑豆、花生一起食用，可以起到补充肾气、养发、护颜、缓解疲劳等作用。黑米与党参一起使用，具有补益气血，调养肾脾的作用。

不过，由于黑米有坚韧的种皮，不易煮烂，所以在烹饪的时候，最好先用水泡一夜再煮。泡米水不要倒掉，可煮米汤，以免营养流失。除此之外，在烹饪黑米的时候淘米次数不要过多，也不要用力搓，以免营养流失。

另外，黑米与白米不同，黑米由于口感比较粗糙，所以最好用小火长时间熬，这样才能使黑米的营养和醇香释放出来。

黑米凉糕

【原料】黑米200克，糖30克，水100克，鱼胶粉50克，精盐适量。

【做法】①鱼胶粉冷水化开，浸泡备用。②提前将黑米浸泡一整夜，之后将米捞出，熬成米粥，加入糖和精盐，搅拌均匀。③泡好的鱼胶粉隔水加热，至完全融化。④鱼胶粉放入米粥中，搅拌均匀。⑤将加入鱼胶粉的黑米粥晾凉后放入冰柜当中，凝固后切块食用。

【功效】清理血管，消除便秘，清心除烦，生发肾气，补充肾阳，乌发明目。尤其适合夏天代替雪糕食用。

【注意】腹泻者不宜多吃，肠胃功能较弱者不宜食用；糖尿病、肾炎患者不要加盐，并且要用木糖醇代替糖来烹饪。

黑米萨其马

【原料】黑米200克，糖200克，水100克，油50克，花生50克，精盐适量。

【做法】①黑米与花生泡好之后，在锅内小火干炒，炒至黑米胀大，晾凉备用。②热锅加入冷油，随即加入糖，迅速搅拌，让糖成为能够拔丝的糖浆。③将黑米和花生放入糖浆内，加入精盐、迅速搅拌均匀。④将搅拌好的黑米和花生放入刷了油的盘子内，切块食用。

【功效】生发肾气，补充肾阳，乌发明目，尤其适合冬天代替甜点食用。

【注意】肠胃功能较弱者不宜食用；糖尿病、肾炎患者不能食用。

清补元气的紫米

紫米，是我国的传统稻米的一种，又名"紫糯米"，俗称"紫珍珠"，因其营养丰富，所以被古人称为"饭精"，素有"米中极品"的美誉，因为紫米的药用价值较大，所以又被称为"药谷"。紫米黏性强，蒸熟后能有助于断骨复续，对于骨伤康复有辅助治疗的功效，因此又被称为"续骨米"。

中医认为，紫米可以补血益气、暖脾温胃、生发肾阳，适用于肾脏虚弱引起的寒痛、消渴、夜尿多、神经衰弱等症。除此之外紫米还有补血益气、健肾润肝的功效，对于产妇和术后者等元气大伤的病人的保健疗效显著。另外，紫米与糯米相比较，富含大量膳食纤维，能够降低血液中胆固醇的含量，有助于疏通血管，对提升、补充肾气有很好的辅助作用。

不过，紫米虽好，却不是人人都适用。

首先，因为紫米有很强的补益效果，所以容易上火，尤其是由于肾脏较弱，肾水不能压制心火所导致的各种热症炎症均不能食用；其次，消化能力较差的人在食用紫米的时候，一定要将其烹饪成粥汤食用，尽量不要蒸成干饭，以免给肠胃增加负担。

紫米甜糕

【原料】紫米200克，糖30克，水100克，各色果子干50克，精盐适量。

【做法】①紫米浸泡一夜备用。②将泡好的紫米捞出，蒸成米饭，加入糖和精盐，搅拌均匀。③将各色果子干洒在米饭表面，再蒸第二次，晾凉后切块食用。

【功效】生发肾气，补充肾阳，乌发明目。

【注意】腹泻者不宜多吃，肠胃功能较弱者不宜食用；糖尿病、肾炎患者禁食。

紫米八宝粥

【原料】紫米 200 克，红豆、芸豆各 50 克，水 1 500 克，各色干果、坚果 50 克。

【做法】①紫米、红豆、芸豆洗净浸泡一夜备用。②将泡好的紫米、红豆、芸豆连同泡米的水一起放入电饭锅中，加入干果、坚果等熬成粥即可。

【功效】利水消肿、生发肾气，补充肾精，可代替主食食用。

【注意】肠胃功能较弱者不宜食用；糖尿病、肾炎患者食用的时候可以去掉其中的果料。

补肾护肝的海苔

紫菜为藻类植物的藻体，藻体紫色，一般高 12 到 30 厘米，养殖的坛紫菜最长达 4 米以上。紫菜属红藻类植物，生长在浅海岩礁上，颜色分红紫、绿紫和黑紫 3 种，干燥后均呈紫色，因可入菜而得名紫菜。紫菜富含维生，维生素 B_{12}、B_1、B_2、A、C、E 等，还含有矿物质、胆碱、胡萝卜素、硫胺素、烟酸、维生素 C、碘等，有"营养宝库"的美称。

紫菜具有清热利尿、补肾养心、降低血压，促进人体代谢等多种功效。紫菜不但具有一定的抗癌效果和显著的美容效果，其还对预防动脉

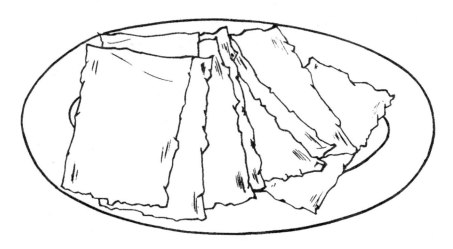

硬化、多血质、脑血栓、眩晕症、呼吸困难等疾病和症状具有良好效果的食品。

紫菜富含 EPA（二十碳五烯酸）和 DHA（二十二碳六烯酸），可以预防人体衰老；它含有大量可以降低有害胆固醇的牛磺酸，有利于保护肝脏；紫菜的三分之一是膳食纤维，可以保持肠道健康，将致癌物质排出体外，特别有利于预防大肠癌；它含有微量多糖类，证明它有抑制癌症效果。此外，紫菜中含有较丰富的胆碱，常吃紫菜对记忆衰退有改善作用。

海苔炖排骨

【原料】海苔 100 克，萝卜 500 克，排骨 250 克，魔芋 200 克，鸡蛋 6 个，芥末酱、精盐、生抽、鸡精各适量。

【做法】①海苔泡发、去掉沙捞出洗净备用。②排骨用冷水浸泡两小时泡去血水，然后入冷水锅煮开，将浮沫撇去，备用。③海苔加入排骨锅中，为防止糊锅，先捞出排骨，再投入海苔，再将排骨放在海苔上面，小火炖煮 1 个小时。④萝卜去皮，切厚片，投入排骨海苔锅内。⑤魔芋切麻将大小的方块，投入海苔锅中，炖煮半个小时。⑥将上述炖好的食材整锅端离火上，视个人口味加精盐、鸡精、生抽调味。⑦另起锅煮熟鸡蛋，剥壳备用。⑧将炖好的排骨海苔汤盛到碗中，加熟鸡蛋蘸芥末酱食用。

【功效】通便利气，可以有效缓解气息瘀滞所致的全身不适，同时可以开窍醒神，生发肾脏阳气。建议冬天食用。

【注意】萝卜下气，海苔有可能存在重金属遗留，孕妇不能食用。

油炸海苔

【原料】海苔100克，鸡蛋两个，面粉150克，面包糠200克，食用油500克，芥末酱、生抽各适量。

【做法】①海苔泡发、去掉砂捞出洗净备用。②鸡蛋打入碗中，搅拌均匀，备用。③海苔加入蛋液当中，然后捞起沾上淀粉最后裹上一层面包糠。④热锅加入食用油，大约在油五成热的时候，下处理好的海苔，炸至金黄捞出。⑤芥末酱和生抽调成调料汁备用。⑥用炸海苔蘸调料汁食用。

【功效】开窍醒神，生发肾脏阳气。味道类似鱼肉，可以让不能吃肉的患者获得很大的满足感。

【注意】海苔有可能存在重金属遗留，孕妇不能食用；另外此菜是油炸而成，较为油腻，心脑血管疾病以及糖尿病患者不能食用。

平稳补气的乌鸡

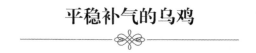

乌鸡又名药鸡、武山鸡、羊毛鸡、绒毛鸡、松毛鸡、黑脚鸡、丛冠鸡、穿裤鸡等等。乌鸡与普通家鸡相比，身躯短矮、颈短，遍体毛羽色白，除两翅毛羽外，全呈绒丝状；头上有一撮细毛突起，下颌上连两面

生有较多的细短毛。乌鸡的皮、肉、骨、嘴均乌色，所以被称为"乌鸡"。乌鸡全身都可入药，《本草纲目》记载，乌鸡的性味"甘，平，无毒。"

乌鸡本身对人有很强的滋补作用，尤其可以温补肾阳和肝脏，《本草经疏》记载乌鸡："走肝、肾血分。补虚劳赢弱，治消渴，中恶，益产妇，治女人崩中带下虚损诸病，大人小儿下痢噤口。"而且能够"平肝祛风，除烦热，益肾养阴。"

乌鸡汤

【原料】乌鸡一只，黄芪、枸杞各20克，当归、党参各10克，大枣10个，姜20克，精盐3克，黄酒50克。

【做法】①乌鸡收拾干净，整只乌鸡飞水备用。②大砂锅加水加黄酒，放入乌鸡浸泡。③除乌鸡、枣、枸杞和盐之外，所有药材料切成大段塞入乌鸡肚子中，用牙签封好。④枣、枸杞放入砂锅中，大火烧开后，小火炖一个小时。⑤加入精盐即可食用，食用时吃肉喝汤。

【功效】温补阳气，滋阴补肾，可以有效缓解因为工作过度劳累导致的肝肾两虚。

【注意】脂肪肝等实症患者不宜食用，夏季不宜食用，选择乌鸡最好选择老一点的，这样的乌鸡滋补作用较强。乌骨鸡不能和铜，铁的锅具放在一起，以免产生毒性，最好用无铅陶瓷砂锅烹饪。

乌鸡肉香菇粥

【原料】大米100克，乌鸡鸡胸30克，鲜香菇50克，精盐适量。

【做法】①大米淘洗干净备用。②乌鸡鸡肉飞水，切成指甲盖大小薄片备用。③鲜香菇切成指甲盖大小颗粒备用。④将大米放入砂锅中，香菇放在大米上面，乌鸡肉放在香菇上面，加入水，淹没所有食材为宜。⑤大火烧开后，转小火炖煮一个小时。⑥依照个人口味加盐调味食用。

【功效】养血止血，平补肾气。适用于气血津液不足、营卫不和、心悸怔忡、脾虚便溏、产后或久病血虚体弱等症。

【注意】严重实症者不能服用。

败火又补气的桑葚

桑葚，又名桑实，顾名思义，也就是桑树的果实，桑葚味甘酸、性寒，入肺、肝、肾、大肠经，具有补肝益肾、生津润肠、乌发明目、止渴解毒、养颜等功效，适用于阴血不足、头晕目眩、盗汗及津伤口渴、消渴、肠燥便秘等症，尤其对因为肾脏虚弱导致的肝肾不足和血虚精亏的头晕目眩、腰酸耳鸣等有一定的辅助治疗作用。除此之外，桑葚有改善头部皮肤血液供应的作用，可营养肌肤、嫩肤乌发，具有一定的延缓衰老的作用。因此，桑葚是各个年龄段人健体美颜、抗衰老的佳果良药。另外，桑葚可以清心明目，清补肝肾，所以常食桑葚可以有效缓解因为心火过盛导致的双眼红赤、眼睛疲劳干涩的症状。桑葚适合人群：一般人群均可食用，但是不适合体虚便溏者食用，儿童也不宜大量食用。

桑葚酒

【原料】桑葚500克，白酒2 000毫升。

【做法】①桑葚洗干净，控干水分备用。②桑葚加白酒放进玻璃罐中，密封。③阴凉处存放4个月后即可饮用。

【功效】明目肾精，滋润心肺，生津止渴，抗老化，可带动气血循环，清补肾气。

【注意】腹泻者、肠胃虚弱者不宜多饮用；糖尿病、严重肾炎患者不宜食用，以免加重肾脏负担。

桑葚汁

【原料】桑葚 500 克，冰糖 30 克，热水 50 克。

【做法】①冰糖溶化于热水当中，晾凉备用。②用纱布将桑葚绞出汁来，加冰糖饮用。

【功效】明目，滋润肾肺，生津止渴，抗老化。

【注意】腹泻者、肠胃虚弱者不宜多饮用；糖尿病、肾炎患者禁止食用，否则会加重肾脏负担。

健康人应绕着走的中药成分

我国饮食文化和医药文化源远流长，但是不可否认的是，随着社会的发展，时代的进步，以及人们体质的变化，很多传统的补品已经不适宜今天的人们。

长久以来，人们认为秋冬季节需要进补，事实上，秋冬季节虽然天气寒冷，但是随着人们生活水平和居住条件的改善，冬天已经不再寒冷，而是更容易郁结热毒在人体内。我国部分地区，一年四季气候多为湿热型气候，在这样的环境当中，养生食谱应该以利水渗湿为主，这样才能有效祛除体内湿毒，帮你平安度过一年四季。尤其对于很多健康人来说，大多时候，清热尤嫌不及，更不能用大热大燥药物进补了。因此本节当中的本草和药物，少量使用，对人体有一定的补益作用，但是一旦用量过大，无异于火上浇油，给本来脾气就差的人的身体带来很大危害。

鹿血

提起鹿制品，人们首先想到的是鹿血。鹿血是雄鹿的嫩角没有长成硬骨时，带茸毛，含血液的部分。鹿血是一种贵重的中药，用作滋补强壮剂，对虚弱、神经衰弱等有疗效。鹿血是我们古代的常用中药，《神农本草经》将其列为中品。由于出产鹿血的动物不同，鹿血又可以分为花鹿血（黄毛茸）和马鹿血（青毛茸）两种；由于采收方法不同又分为砍茸与锯茸二种；由于枝叉多少及老嫩不同，又可分为鞍子、二杠、挂角、三岔、花砍茸、莲花等多种。

其实，鹿全身都是宝，但多为大热之品。鹿肉对人的补养效果与鹿血类似，也属于燥热之物。所以，健康人和年轻人，见到鹿制品，还是绕着走为好。

鹿血的保健作用非常好，是良好的全身强壮药。鹿血含有比人参更丰富的氨基酸、卵磷脂、维生素和微量元素等，有较好的保健作用。鹿血可以提高机体的细胞免疫和体液免疫功能，促进淋巴细胞的转化，具有免疫促进剂的作用。它能增强机体对外界的防御能力，调节体内的免疫平衡，避免疾病发生，促进创伤愈合、病体康复，从而起到强壮身体、抵抗衰老的作用。

不过，鹿血不适合阴虚阳盛者服用。服用本品宜从小量开始，缓缓增加，不宜骤然大量食用，以免阳升风动，或伤阴动血。尤其是在动怒的时候，贸然服用鹿血，轻则口干舌燥，重则危及生命。

鹿含草

鹿含草是常用的补肾壮阳中药，可以补肾阳，强筋骨，祛风湿。特别适用于肾虚阳痿、遗精早泄、腰膝痿软、肢冷畏寒。除此之外，由于鹿含草的走窜性和热性较强，所以可以用于治风湿痹痛偏于寒湿者，以及四肢麻木不仁或筋骨拘挛等。但是贸然使用鹿含草，往往会由于热毒累积，产生一系列难以想象的后果。

灵芝

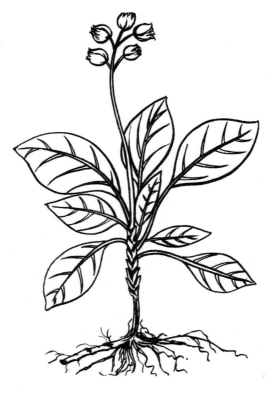

灵芝，又名地棕，独茅，山党参，灵芝参，海南参，茅爪子，婆罗门参等等。灵芝最早作为药物记载于《海药本草》："其叶似茅，根状茎久服益精补髓，增添精神，故有灵芝之称。"灵芝具有补肾助阳、益精血、强筋骨和行血消肿的作用，主要用于肾阳不足、阳痿遗精、虚痨内伤和筋骨疼痛等病症。灵芝相比鹿血而言，热性较小，但是同样不适合热症患者服用。尤其是在生气的时候，贸然服用灵芝，轻则口干舌燥，重则会导致心脏血管疾病的发作。

五味子

五味子又名破故纸，味辛、苦，性温，可以有效补肾温阳。经常用于下腹虚寒导致的阳痿、遗精、早泄、腰酸膝冷、小便频数、遗尿；脾肾阳虚之五更泄泻；肾虚气喘等病症。

五味子常用于传统方剂四神丸（出自《证治准绳》）：五味子、肉豆蔻、吴茱萸、五味子，治疗脾肾虚寒的五更泄泻等等。

但是，在动怒的时候，贸然服用五味子，轻则口干舌燥，重则危及生命。

人参

人参又被称为元参，是我国传统补肾药物之一。其气特异，似焦糖，味甘、微苦、咸。

与其他性温热的补肾药物不同，人参性寒凉，能清营血分之热，用于治疗温热病热入营血。同时，由于人参质润多液，能清热邪而滋阴液，所以经常用于用于热病伤津的口燥咽干、大便燥结、消渴等病症。此外，人参还可以清热泻火解毒，能够治疗发热、咽肿、目赤、疮疖、脱疽等。除此之外，人参味咸能软坚而消散郁结，所以对痰火热结所致的肿结包块也有疗效作用。

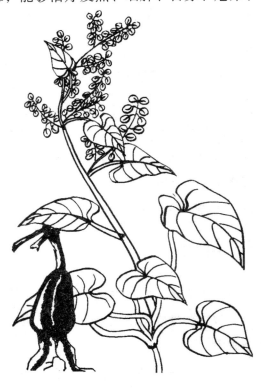

但是，对经常动怒的人来说，大量服用此药，必然导致体内湿热过重，造成一系列危害。

何首乌

何首乌一直是传统的乌发中药。

中医认为"发为血之余"，而心情和脾气可以生发血液，头发又是血液在体外的延伸部分。如果肝精充足，则头发乌黑亮丽。反之，就会出现脱发、白发、头发变黄、干枯、开叉、断裂、不顺滑等问题。不仅如此，由于肝经的循行路线要环绕生殖器一圈，因此，长期肝肾阴虚者不仅头发会变白，阴毛也会变白。何首乌之所以能够养发，与其养肝肾的作用有关。而中医学里一直流传着这样一句歌词"甘酸性寒何首乌，归经肾肝补肾肝，肝肾阴虚头晕遗，须发早白腰膝酸"，歌词的意思是说何首乌味甘、酸，性寒，能补肾益肝，对因肝肾虚弱而引起的头发早白或腰膝酸痛者有特殊疗效。

但是，因为这种药物滋补作用较强大，所以一旦贸然使用，往往会导致口干舌燥乃至危及生命。

黄精

黄精别名龙衔、白及、兔竹等。根据炮制方法不同，又可以分为生黄精、黄精、熟黄精、甜黄精、制黄精、酒黄精等。

黄精性味甘平，归经脾、肺、肾经。具有养阴润肺、补脾益气、滋肾填精等功效。对肾气不足引起的阴虚劳嗽、肺燥咳嗽、脾虚乏力、食少口干、肾亏、腰膝酸软、阳痿遗精、耳鸣目暗、须发早白、体羸瘦、风癞癣疾等一系列疾病有很好的治疗作用。但是如果在春夏季节或者在温暖的冬季服用黄精的话，十分容易导致燥热上火。

金樱子

金樱子别名刺榆子、刺梨子、金罂子、山石榴、山鸡头子等等。金樱子全身都是宝贝，根皮可以提制栲胶；果实入药，有利尿、补肾作用；叶有解毒消肿作用；根能活血散瘀、拔毒收敛、祛风驱湿。尤其是金樱子的果实可以消肿利尿，涩肠止泻。这是因为金樱子中含有大量的酸性物质、皂苷等，这些物质不但可以固精室防止男子溢精滑泄、女子带下过多，又能涩肠道，防止脾虚约束不力所致的泻痢。除此之外，金樱子还具有制约膀胱括约肌，延长排尿时间间隔，增加每次排出尿量的作用，可用于治疗遗尿及小便频数之症。

另外，金樱子中含有脂肪酸、卜谷省醇、躁质及皂式等，能降低血脂，减少脂肪在血管内的沉积，可用于因为血脉不畅引起的肾气不足。但是，这种药物必须在医生指导下使用，不然的话，就会导致口干舌燥，脾气暴躁。

沙苑子

沙苑子又名沙苑蒺藜、同州白蒺藜、沙苑白蒺藜、沙苑蒺藜子等，是豆科植物扁茎黄芪或华黄芪的种子。

沙苑子是我国传统补肾药物，在多部中药典籍中都有记载，《本草衍义》中记载沙苑子可以补肾。《本草纲目》中评价沙苑子："补肾，治腰痛泄精，虚损劳乏。"《本草从新》则记载沙苑子有"补肾，强阴，益精，明目。治带下，痔漏，阴癀""性能固精"。同时，沙苑子还可以"止遗沥，尿血，缩小便。"

不过，沙苑子功效虽多，但是因为其药性燥热所以阳强易举者忌服，热症患者以及体内严重湿热者禁用，否则容易导致脾气暴躁，容易发怒。

益智仁

益智是一种中草药，又名益智子，摘艼子，是姜科多年生草本植物益智的干燥成熟果实。夏，秋间果实由绿变红时采收，然后再晒干或者低温干燥。益智子有补肾防衰的作用，可温脾止泻，摄唾液，暖肾，固精缩尿。

益智仁始载于《本草拾遗》："益智出昆仑及交趾国，今岭南州群往往有之。"《图经本草》说："益智子似连翘子头未开者，苗叶花根与豆蔻无别，惟子小耳。"《证类本草》李时珍引《南方草木状》说："益智二月花，连着实，五六月熟。"

历代医家及本草论著都说益智仁能补肾壮阳，固精缩尿，温脾止泄，悦色延年，提高记忆力，而且"久服轻身"，的确是一味补肾防衰良药。据现代药理研究证实，益智仁含有多种化合物、能够增强阳虚者的脾脏和增加胸腺重量，并能改善阳虚者的营养、体重和耐受力等，对阳虚怕冷的病人有明显的强壮和治疗作用。

不过，益智子虽然作用很多，但是因为性子比较燥热，副作用就是口干舌燥，脾气暴躁，所以必须在医生指导下谨慎用药，以免造成药物中毒，产生危险。

紫河车

紫河车，指人类的胎盘，中医认为，胎盘性味甘、咸、温，入肺、心、肾经，有补肾益精，益气养血之功。传统中医认为，胎盘中含有大量营养物质，可以滋补心情和脾气，大补元气。

胎盘虽然补益效果突出，但是在服用的时候，要注意消毒，防止病毒传染，并且要征得医生同意之后再服用，除此之外，还要提醒读者，那就是无须刻意追求补益效果而刻意服用人胎盘，其他动物如牛胎盘的补益效果与人胎盘几乎一样，而且安全性更高。但是无论是人胎盘还是牛胎盘，贸然使用都会导致热毒攻心，引起不必要的危险。

冬虫夏草

冬虫夏草是麦角菌科真菌，寄生在蝙蝠蛾科昆虫幼虫上的子座及幼

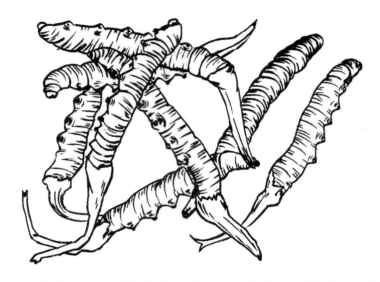

虫尸体的复合体，冬虫夏草营养丰富，有调节免疫系统功能、抗肿瘤、抗疲劳等多种功效。长期食用冬虫夏草，可以补充元气，生发肾气。

不过，由于冬虫夏草成分复杂而且种类多样，所以应该在医生辨别分类之后，在医生的指导下服用。否则贸然食用，容易造成易怒甚至躁狂。

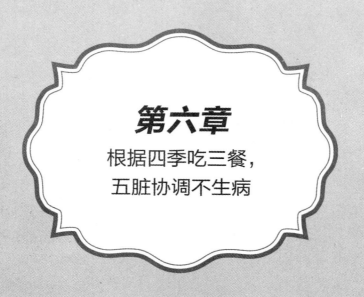

第六章

根据四季吃三餐，
五脏协调不生病

　　早在远古，我们的祖先就认识到人与自然的密切关系，并且在此基础上提出了人与自然是一个统一的动态和整体，即天人合一的观点。如《素问·金匮真言论》谓："五脏应四时，各有收受。"正因为人与自然是一个统一的动态和整体，人体的脏腑功能活动、气血运行与季节的变化息息相关。所以我们应该按照四季调整饮食，才能更好地保证身体的健康。

春季饮食保健

早春时节，气温仍然较低，所以为了御寒，人们要消耗一定的能量来维持基础体温。但是早春时节，人体阳气生发，所以一味温补，反而容易导致人体生病。因此，春季饮食保健的基础就是在保证营养的同时，清理体内热毒，最终达到清补阳气的目的。

春夏两季饮食如何保证心肝健康

按照传统的中医四时养生理论，春天是养肝的重要季节，夏天是养心的重要季节，但是随着环境的变化，春夏两季的界限不是十分分明，所以春夏两季是养心与养肝的最重要的时机。尤其是心肝较弱的人，更要在春夏两季，采用适合自己的中医养生方法，维护和加强人体的阴阳平衡，达到养心又养肝的目的。

对于心、肝都比较虚弱的人，应该清淡饮食，尽量避开油腻、生冷、黏硬的食物。肝脏较弱的人，其排毒功能也较差，所以应该多吃一些利尿和避免便秘的食物，例如绿豆、红豆、豆芽、芝麻、花生、蜂蜜、韭菜、春笋、菠菜、荠菜等。在食用这些食物之前，一定要结合自己的体质进行选择和烹饪，尤其是体质敏感的人，在选择食物的时候，更要避开那些可能引发过敏状况的食品。选择食品的时候，我们首先要遵守一个大前提，那就是只吃当季的食物，尽量不要吃反季节的蔬菜水果。

除了在饮食上注意之外，心肝虚弱的人也要常常对自己进行心理调养，在生活中，不要纠缠零星小事，对于无关痛痒的小事尽量放开，让自己心胸豁达，只有这样，才能从根本上实现对心肝的调理。

春季不妨多吃一些野菜

春季最好多吃荠菜。我国人民食用荠菜历史由来已久。"城中桃李愁风雨，春在溪头荠菜花"，荠菜率先向人们报告春的信息。荠菜，又名香荠、鸡心菜、护生草等。中医认为，荠菜性凉，味甘淡，气清香，无毒。它既含有丰富的营养成分，又有良好的治病功效。医学研究表明，在鲜品荠菜中，富含多种蛋白质、胡萝卜素和其他维生素。此外，还含有钙、磷、铁及大量粗纤维等成分。荠菜对高血压、尿血、鼻出血等有较好的防治作用。

春季可以多吃马兰头。马兰头，又名路边菊、鸡儿肠、红梗菜等。马兰头有白梗、红梗之分，以红梗为佳。中医认为，马兰头性平，味甘，微寒，具有养肝血，清肝火，清热解毒的功效。同时，也有较好的补血和明目作用。适合肝炎、高血压、眼底出血、青光眼、目赤胀痛等症患者服用。尤其对青光眼、目赤胀痛效果更好。

在春季里，马兰头的服食方法是很多的。如可以用来制作凉拌菜，亦可以用做馅包饺子，晒干后，还可以同肉一起烧成美味可口的菜肴。如果用于明目，可与猪肝炒食。若目赤胀痛，可以用菊花脑各半，制成凉拌菜。

春季不妨多吃菊花脑。菊花脑，又名菊花郎、菊铧头，即野菊花的嫩苗。中医认为，菊花脑性平，味甘微苦，用水煮沸后，可去苦味。具有清肝明目和良好的解毒作用。适合高血压、大便秘结、目赤肿痛等症患者食用，具有较好的防治作用。

在春季里，菊花脑凉拌、热炒、煮汤皆可。

春季可多吃蒲公英。蒲公英，又名黄花地丁、乳浆草、古古丁等。中医认为，蒲公英性味苦微甘，无毒，具有清热解毒，强筋壮骨的功效。适合肝炎转氨酶升高、胆囊炎、赤眼、乳病（急性乳腺炎）等疾病患者食用，具有良好的治疗作用。

春季可以多吃茵陈蒿。茵陈蒿为一年生菊科植物。中医认为，茵陈蒿性味苦、平，微寒，无毒。用茵陈蒿做菜，主要是采集嫩苗，老的只能作药用。民间有"三月茵陈，四月蒿，五月茵陈蒿当柴烧"之说。在我国民间，至今仍有以米粉作茵陈糕、饼的习惯。

茵陈蒿主要含挥发油，油中主要成分为 β-蒎烯、叶酸等。茵陈蒿有扩张胆管和促进胆汁排泄的作用，并有促进肝细胞再生的功能。

春季可以多吃鱼腥草。中医认为，鱼腥草味辛，性寒凉，具有利尿、解毒、消炎、排毒、祛痰的作用。适用于治疗肺脓疡、痈疾等化脓性炎症。

在春季里，鱼腥草也是一种不错的食材。鱼腥草炒肉为贵州特色菜肴，别有一番风味。

春季要多吃枸杞头。枸杞头为茄科植物枸杞的嫩茎叶，又名地仙苗、天精草和枸杞菜等。中医认为，枸杞头性凉，味甘微苦。具有补肝肾，益精气，清热除渴，明目的功效。适用于治疗高血压、糖尿病、性功能衰退、视力减退等疾病。

春季宜多进食黄豆芽和绿豆芽。春天风大、干燥，人们的活动量不断地增加，如果体内缺乏维生素 B_{12}，就很容易患唇炎、口角炎等疾病。黄豆芽是一种含维生素 B_{12} 丰富的蔬菜，春季乍暖还寒时，很多新鲜蔬菜还未上市，黄豆芽可谓家常菜肴，既经济又有营养价值，经常食用黄豆芽，可以防治维生素 B_{12} 缺乏症。

购买黄豆芽，以选择刚露头的黄豆芽为好。因为，黄豆芽长得过长，维生素 B_{12} 的含量会减少。在烹饪过程中，应注意将黄豆芽炒熟，并加上适量的醋，以便维生素 B_{12} 少受损失。

蕹菜。晋代植物学家嵇含所著《南方草木状》一书，把蕹菜称为"南方奇蔬"。现代医学研究表明，蕹菜的主要成分为氨基酸、果糖等。蕹菜叶背面的分泌物，对某些转移性肿瘤有抑制作用。春季食用蕹菜，具有较好的防治胃癌、前列腺癌等多种肿瘤的作用。

魔芋。现代医学研究分析，魔芋的主要成分为甘聚糖、蛋白质、果糖、果胶、魔芋淀粉等。实验表明，魔芋能有效地干扰癌细胞的代谢功能，起到解毒、防治癌症的作用。所以，春季防癌，宜食魔芋。

白花蛇舌草有解毒散结的功效，可用于治疗胃癌、直肠癌。其主要抗癌成分为白花蛇舌草素。体外试验表明，本品粗制剂在高浓度时对白血病、肉瘤等癌细胞有一定的抑制作用，对腹水型肝癌也有很好的抑制效果。它的抑癌作用是通过抑制癌细胞的有丝分裂来实现的。所以，春季防癌，宜食白花蛇舌草。

初春时节最好多吃葱。葱的品种有很多种，主要有植株大的大葱和植株小的小葱。大葱也就是一般说的冬葱，小葱是夏葱。这里要说的是"经冬不死，夏衰冬盛"，具有耐寒性质的冬葱，因为它在立春之际对人体健康有特殊的作用。

葱富含多种营养物质，对人体有很多益处。现代药理研究表明，葱除了含有蛋白质、脂肪、糖类、胡萝卜素、维生素 A 以及铁、钙、磷、镁等矿物质外，还含有挥发油。油中的主要成分为葱蒜辣素，也叫植物杀菌素，具有较强的杀菌或抑制细菌和病毒的功效，尤其对痢疾杆菌和真菌的抑制作用更明显。

现代医学认为，葱具有发汗解热、利尿、健胃、祛痰作用。由于葱辛散温通，其性走窜，能达表入里，有发汗解表散寒之功。对于风寒感冒症情较轻者，常将葱与生姜同煮水喝，往往出汗而愈。

此外，大葱辛温，能"通达上下阳气"。人体阳气不通，表现为肢冷麻木，可食葱治疗。葱白外敷有散结通络下乳之功，可治乳汁淤滞不下、乳房胀痛等症。葱头所含的前列腺素 A，还有舒张小血管从而减少血液循环阻力的作用，有助于防治高血压，对脑力劳动者尤为适宜。据研究，若将烤肉与葱白同食，能消除因肉烤得过分所产生的致癌物质。毛豆和葱合吃，葱内的蒜素对毛豆内所含的维生素 B_1 效用提高 10 倍以上。

春季可以多吃芹菜。春季正是由寒转暖的时候，此时阳气升发，气候温暖多风，人体气血趋向于表，聚集一冬的内热散发出来。在春季膳食调配上，应多食用一些新鲜蔬菜。在蔬菜中，芹菜是春季的时令佳蔬，特别是钙、铁的含量较高，居新鲜蔬菜之首。因此，春季宜多食用芹菜，对身体健康大有益处。

春季不妨多吃香椿。香椿是椿树的一种。每当春暖花开的时候，它便生长出嫩绿的枝芽来，这就是俗称的香椿头。可惜的是，香椿的"青春"太短，要不了几天就会变得叶大枝粗，失去了鲜香的味道。所以，香椿最好是谷雨前采摘。正如民间俗话所说："雨前椿芽嫩如丝，雨后椿芽生木质。"

自古以来，香椿就被公认为春季时令名品。香椿含有一种独特的诱人食欲的特殊香味，有极其丰富的营养价值。据现代科学分析测定，在每 100 克香椿头中，含有蛋白质 9.8 克，雄居蔬菜之冠；含钙 143 毫克，在蔬菜中名列前茅；含维生素 C 115 毫克，仅次于辣椒，约为白菜的 2.5 倍、菠菜的 3 倍、芹菜的 20 倍。另外，它还含磷 135 毫克，胡萝卜素 1.36 毫克，以及部分铁、B 族维生素等营养物质。

香椿入药，其药用价值较高。中医认为，香椿性味辛、甘、苦、平，具有清热解毒、化湿杀虫的作用，适合肠炎、痢疾、尿道炎、子宫炎、疔、疽、漆疮、疥疮、斑秃等患者食用或外用。《唐本草》记载，用香椿叶水煎，可洗疮疥，消炎防腐止痒。

现代医学研究认为，香椿芽的水煎剂，对金黄色葡萄球菌、肺炎球菌、伤寒杆菌、大肠杆菌、痢疾杆菌、绿脓杆菌等都具有较好的抑制作用。

春季可以多吃竹笋

竹笋，即竹的嫩茎，古人又称之为"竹萌"、"竹胎"。自古以来，竹笋被列为"蔬中第一品"，深受人们的喜爱。

竹笋可分为冬笋、春笋、鞭笋三类。阳春三月，细雨霏霏，青翠竹林，春笋纷纷破土而出。春笋为斑竹、百家竹在春季生长的嫩笋，色白、质嫩、味美。杜甫诗云："青青竹笋迎船出，白白江鱼入馔来。"苏东坡更是偏爱竹笋，曾云："长江绕郭知鱼味，好竹连山觉笋香。"

春季正是品尝这鲜嫩清香佳蔬的最佳时节。清代著名书画家郑板桥，一生爱竹成癖，画竹入迷，对鲜嫩肥美的竹笋情有独钟。他有诗为证，诗曰"江南鲜笋趁鲥鱼，烂煮春风三月初"，把春笋与鲥鱼作为春天最美味的食品。

春笋不仅肉质丰脆，味香纯甜，且营养丰富，含有人体不可缺少的蛋白质、脂肪、糖类和 B 族维生素、维生素 C、维生素 E 以及铁、钙、磷等矿物质，所含氨基酸高达16～18 种，包括人体必需的赖氨酸、色氨酸、苏氨酸、苯丙氨酸、谷氨酸及胱氨酸等。笋中还含有大量的纤维素，对高脂血症、高血压、冠心病、肥胖症、糖尿病、肠癌及痔疮均有较好的食疗作用。

春笋作为佳蔬入馔，烧、炒、煮、炖、焖、煨皆成佳肴。由于它有吸收其他食物的鲜味的特点，所以，既可与肉、禽及海鲜等荤料合烹，也可辅以食用菌、叶菜类等素菜合烧，如笋炒肉丝、海鲜炒笋、蘑菇笋片及火腿鲜笋汤等。

春笋又是一种很有疗效的良药。中医认为，春笋味甘性寒，有"利九窍、通血脉、化痰涎、消食胀"和"清肠、透毒、解醒、发痘疹"及"主消渴、利水道、益气"等功效。历代中医常用竹笋治病保健。如用春笋烧肉，可滋阴益血；芝麻油焖春笋，能化痰消食。小儿患麻疹，可用嫩笋尖做汤食用，能透发出疹，缩短病程，若与鲫鱼同炖，饮汤更佳。用春笋可煮粥、拌食，有解酒作用。春笋还具有吸附脂肪、促进食物消化的功能，常食对单纯性肥胖者也大有裨益。

春季助阳宜多吃韭菜

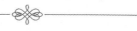

春暖花开时节，鲜嫩碧绿、清香醇郁的韭菜开始上市。春季气候冷暖不一，需要保养阳气。韭菜性温，营养丰富，最宜人体阳气。因此，春季常吃韭菜，对人体十分有益。

韭菜又名起阳草。它是春季人们喜爱食用的常用蔬菜，具有丰富的营养价值。现代营养学研究表明，在每 100 克的韭菜中，除含有蛋白质

2.1 克，脂肪 0.6 克，碳水化合物 3.2 克外，还含有丰富的胡萝卜素与维生素 C；此外还有钙、磷、铁等矿物质。

韭菜除了是一种富含营养的佳蔬外，还具有很多保健和药用价值。中医认为，韭菜味辛咸，性温，有温中行气、散血解毒、保暖、健胃整肠的功效，适合用于治疗反胃呕吐、消渴、鼻血、吐血、尿血、痔疮以及创伤瘀肿等症，可起到缓解的作用。其叶和根有散瘀、活血、止血、止泻补中、助肝通络等功效，适用于跌打损伤、噎嗝反胃、胸痛等症。韭菜籽有固精、助阳、补肾、暖腰膝的功能，适用于阳痿、早泄、遗精、多尿等症。

现代医学研究证明，韭菜中所含的纤维素能增强肠胃蠕动，对预防肠癌有极好的效果。它还具有降低血脂的作用，对高血脂及冠心病患者颇有好处。

有资料显示，韭菜中含有多元酸人参萜三醇，它可以抑制微粒体混合功能氧化酶的再生，从而阻断致癌物质的形成，达到抗癌的目的。

春季最好的饮料是白开水

春季养生，宜多饮白开水。现代医学研究认为，烧开后自然冷却的温和白开水，具有独特的生物活性，很容易透过细胞膜，促进新陈代谢，增加血液中血红蛋白的含量，有利于改善人体的免疫功能。

春季养成喝白开水的习惯，对身体健康有如下好处：

首先，养成喝白开水习惯的人，体内脱氧酶活性的乳酸积累较快，肌肉组织中的乳酸代谢充分，使人不易疲劳。

其次，当人的肾脏在排除尿酸和尿液时，必须用水来稀释，如果

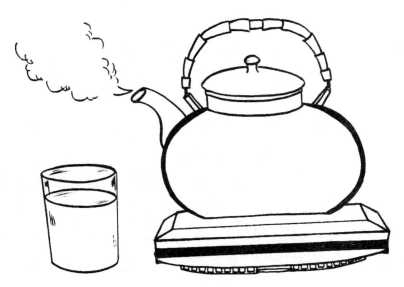

没有足够的水，体内废物就不能有效地排除，时间长了，容易在肾脏里形成结石。如果摄入足够的水分，促使新陈代谢过程中所产生的废物从肾脏排出，可以减轻肝脏解毒的负担，促进消化功能和防止便秘发生。

再次，春季的清晨喝上一杯白开水，能很快被已排空的胃肠道吸收利用，可降低血液黏稠度。同时，可使动脉管壁扩张复原，使血液正常循环，增加血管弹性，降低血压，防止心血管疾病。

最后，人体需要水来帮助呼吸，理润肺脏以吸收氧气，排出二氧化碳。春季经常饮用凉白开水，可收到"内洗涤"的效果，能改善内分泌腺及心、肝、肾的生理功能。

另外，水能促进人体内的脂肪代谢，加速过程，达到减轻体重的作用。而且白开水还是一种美容饮料。

应该注意的是，只有新鲜的凉开水才能起到以上效果。凉开水若存放时间过久，容易失去生物活性，如果再被细菌"入侵"，喝入对人体反而有害。

夏季烹调菜肴宜加胡椒粉

中医认为，胡椒味辛，性大温而无毒。李时珍说胡椒有"暖肠胃，防寒湿"的功效，并可治疗"反胃虚胀，冷积阴齿"。现代医学研究表明，胡椒含有一种能扩张毛细血管和促进汗腺分泌的物质，具有解表散寒，除湿利水的作用。因此，暑热的夏季，在炒菜、做汤时宜加 5 ~ 10 克的胡椒粉，有利于促进汗腺"排涝"。比如用胡椒粉炖猪肚，胡椒粉加大蒜凉拌菜，胡椒粉和绿豆研末冲服，胡椒粉和食醋做酸辣汤等，均为夏季时令健康美食。

夏季饮食菜肴宜稍咸

虽然现在提倡少盐少油，但是在炎热的夏季，人体出汗多，所以在饮食方面，宜食用调味稍咸的菜肴。一来可以及时补充人体因出汗而失去的盐分，二来可避免因出汗过多而出现的虚脱。

夏季防中暑宜多吃含钾食物

科学实验表明，缺钾的实验动物在热环境中有半数以上死亡，而不缺钾的动物则没有死亡。

现代医学临床也观察到，中暑病人都有低钾现象。所以，在炎热的夏天，为了防止中暑发生，宜多吃些含钾丰富的食物，如海带、紫菜、豆制品、土豆、西瓜、香蕉等。高温作业人员可以适当喝些含钾饮料，配方如下：氯化钠 3.5 克，氯化钾 1.5 克，碳酸氢钠 2.5 克，葡萄糖 20 克，加 1 000 毫升温开水溶解，经常饮用。同时，也可以购买盐业部门出售的低钠盐（含氯化钾），代替普通食盐或含碘食盐食用。

盛夏宜常吃哪些食品

进入盛夏高温季节，饮食关键在于根据季节变化，进行科学调理，才有利于促进身体健康。营养专家列出的盛夏宜常吃的保健食品，主要有以下食材和药材。

1. 绿豆。绿豆性味甘、寒，具有清热解毒、消暑利尿的功效。

2. 菊花。菊花性味苦、辛、凉，具有治潮热、明目、清热解毒的功效。

3. 莲子。莲子性味甘、涩、平，具有健脾固肠，治心悸、虚烦、失眠的功效。

4. 黑豆。黑豆性味甘、平，具有解毒净血、改善过敏体质的功效。

5. 绿茶。绿茶性味甘、苦、凉，具有预防恶性肿瘤、养颜美肤的功效。

6. 红豆。红豆性味甘、酸、平，具有强心、消除疲劳，预防脚气病、肾脏病、浮肿的功效。

7. 芝麻。芝麻性味甘、平，具有防止骨质疏松、增强发质光泽的功效。

8. 白果。白果性味辛、甘、温，有小毒，具有防止白浊、白带、小便频数等病症的功效。

9. 糙米。糙米性味甘、平，具有整肠利便的功效。

10. 豌豆。豌豆性味甘、平，富含膳食纤维，具有防止便秘的功效。

11. 陈皮。陈皮性味甘、酸、凉，具有消心中淤血、理气的功效。

夏季儿童饮食须注意

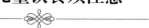

一到三伏天，儿童的饮食便成了家长们挠头的事。在炎热酷暑的夏季，孩子的胃口不好、不爱吃饭、只喜欢吃冷饮、常常闹肚子、容易上火……看起来，都是一些小毛病，一旦发生，痛苦的是孩子，担心的是家长。

那么，怎么让孩子在夏天吃好吃饱吃安全呢？

我国多年从事儿童膳食工作的专家们指出，孩子的食谱应该随着季节变换和孩子身体状况的不同而不断变化。不同的季节，要给孩子提供不同的膳食搭配。食物的种类可以有变化，但原则只有一个：种类多样，营养均衡。因此，夏季孩子饮食应坚持做到"五宜"。

首先，在食品方面宜讲究食品卫生。夏季儿童容易发生两大类与饮食密切相关的疾病，一是胃肠道疾病，二是皮肤病。要预防这些疾病的发生，就要控制食品的质量与种类。

采购食品，要去有冷藏条件的大商场、超市。可是，有一些家长为了图方便，常常在下班的时候，在路边或居民小区的流动摊点上买奶制品、豆制品、熟食等。在这种地方购买的食品，一方面难以保证产品是否是正规厂家出品；另一方面这些食物在温热条件下，容易滋生各种有害细菌，易于腐败变质。熟食的运输、出售，应该在冷藏的环境下进行，而小摊点上根本没有这种条件，食物容易腐败变质，儿童肝脏的解毒能力比大人差，如果不小心吃了这些食品，容易导致各种胃肠道疾病。

在清洗食物时，最好把蔬菜和水果多在水里浸泡几分钟，以避免蔬菜、水果表面的农药残留。不要让孩子吃没有清洗的水果。一定要让孩子养成饭前便后洗手的习惯，以减少病从口入的机会。

其次，汤汤粥粥最宜人。中医认为，食物有寒热温凉四性，酸甘苦辣咸五味；孩子是纯阳之体，夏季容易上火发热，宜多吃一些偏凉性的食物，少吃温热的食物。在主食方面，宜多给孩子做一些汤、粥，如小米粥、绿豆粥、西瓜水、绿豆汤、酸梅汤等。这些汤粥，既可以解渴，补充孩子体内损失的水分，又可清热解表，预防孩子因体内过热而发疖子、痱子等夏季皮肤病。

再次，宜选择平、凉性食品。为了保证孩子的营养均衡，可以适当给孩子吃些猪肉和鸭肉等食品，因为猪肉属于平性食品，鸭肉属于凉性食品。同时，还可以给孩子多吃些豆制品和冬瓜、小白菜、黄瓜等蔬菜，因为这些蔬菜中含无机盐比较多，可以补充孩子体内无机盐的流失。

最后，宜适量喝一些淡果汁饮料或运动饮料。夏天，在保证正常饮食的基础上，应适量给孩子一些淡果汁饮料或运动饮料。同时，每天的奶制品也不应该中断。这些果汁饮料，可以保证孩子的热能需要和营养均衡，从而促进孩子身体的正常生长发育。

另外，值得注意的是，夏季儿童食品要保证每顿备有一个凉拌菜。维生素C具有解毒功能，可以增强人体的抵抗力，缺乏维生素C会导致人体免疫力下降。因此，夏季儿童饮食要注意维生素 C 的补充。维生素 C 在水果、蔬菜中含量丰富，但是遇到高热及加工烹调就易流失。凉拌菜能保证蔬菜中的维生素 C 被破坏得较少。

夏季食用海鲜，宜注意饮食卫生

夏季是海产品大量上市的时节。海产品味道鲜美，营养丰富，老少皆宜。夏季气候炎热，食用海鲜要讲究科学性，如果食之过度或不注意饮食卫生，则对身体有害。

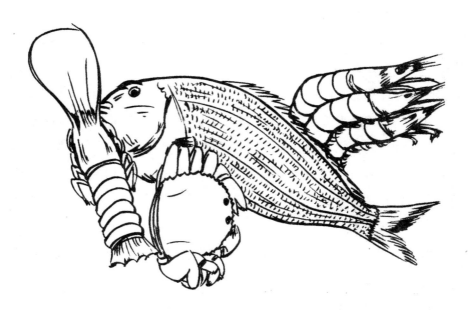

大部分海鲜食品含有丰富的"嘌呤"成分。如果经常过量摄入"嘌呤"，往往会引起体内尿酸过高。其中有三分之二可经尿液排出体外，余下的三分之一则会促使血中尿酸浓度增高，使过多的尿酸沉积在关节周围或组织内，可引起急性肠炎反应、关节退行性病变，症状严重时可出现关节僵硬或畸形。现代医学研究证明，这些症状多发生在40岁以上的男子身上，尤以肥胖者最明显。临床也证明，在大部分病例中，患者或多或少都伴有不同程度的高血压。突出症状为：90%的患者踇、趾关节出现突发性的、难以忍受的剧烈疼痛，数小时内发展至高峰。患者关节及其周围组织明显红肿热痛、周身不适，发病突然，去得也迅速。

夏季食用海鲜，如果操作不洁，还会引起急性副溶血性孤菌食物中毒。副溶血性孤菌食物中毒是一种常见的细菌性食物中毒。该菌最大特点是在无盐的情况下不生长，当盐的浓度在3%～35%，环境温度在30℃～37℃时繁殖最快。该菌是海洋性细菌，在海洋生物中广泛存在。它最怕热，在100℃水中会很快死亡。普通食醋对它也有杀灭作用。

食用受副溶血性孤菌感染的海产品，一般在食后12小时左右发生中毒现象。典型症状是：上腹部或脐周呈阵发性腹绞痛、腹泻，先出现水样便，继而出现脓血便。同时，还伴有恶心、呕吐，体温在38℃～39℃，个别患者可达40℃以上，甚至发生休克、昏迷。如抢救不及时，可造成死亡。

预防海鲜中毒的方法是：第一，不要吃生的或半生不熟的海产品。第二，海产品要烧熟煮透，螃蟹要蒸30分钟，大虾要煮沸10分钟，才能保证该菌体被全部杀死。第三，吃海产品要现吃现做，做熟后盛装在经过消毒的容器内。剩下的或存放时间过长的海产品，食用前一定要充分加热。第四，盛装过海产品的容器、用具、炊具及操作人员的手应经过彻底洗刷消毒后，才能接触熟食品。

夏季如何养心润肺两不误

　　无论是传统中医理论还是西医临床经验，心和肺都是紧密相连的两个脏器，按照中医理论"心主血脉，其华在面"，意思是心脏是血脉生发的根本，它是否健康，可以从面部皮肤的色泽反映出来。同时，按照中医理论"肺主皮毛"，也就是说，心和肺的健康状况与我们的"面子"息息相关。这是因为心可以产生心气，而心气能够推动血液和津液运行，而肺是吸收外界新鲜空气，排出废气的主要器官。所以如果心气旺盛，肺部健康，血脉自然充盈，面部皮肤也自然红润光泽；但是如果心气不足，肺部呼吸无力，那么身体就会出现供血不足的现象，供血不足往往会导致皮肤得不到滋养，面色苍白无华；心血亏虚则会导致面色萎黄；心肺瘀阻则让人面色灰暗。

　　平时我们如果想养心又养肺，先要注意饮食的均衡，尤其是在暑热逼人、伤心又伤肺的夏季，我们更应该多吃富含维生素 C 的新鲜瓜果、蔬菜，少吃或者不吃脂肪和胆固醇较高的食物（例如骨髓、内脏、蟹黄），尤其要拒绝那些反式脂肪酸含量较高的食物，例如人造黄油等等。除此之外，我们还要注意少吃高盐、高糖等口味较重的食品，以免造成心肺负担。我们还可以在保证食物安全和不过敏的前提下，适当补充一些如茯苓、莲心、黑芝麻、莲子、红枣等药食两用的食物。

　　现在提倡一天八杯水，但是为了保证心肺健康，我们要适度饮水，并且要健康饮水。例如在运动后绝对不能喝冰水，而应该尽量喝温水，并且不能一次大量饮用，最好小口慢饮，而且补水量也有讲究，应该按照"缺四补三"，即补水量大致等于身体所缺水分的四分之三的原则进行补水，否则就会给心肺造成巨大负担。

我们要尽量保证自己心情愉悦，以免心气瘀积，导致肺部废气得不到排泄和释放，损伤心肺。

心肺功能较弱的人，应该尽量多多参加体育锻炼来增强心肺功能，但是不能参加较为剧烈的体育活动，否则就会因供氧不足对身体造成伤害，引起昏厥，甚至造成生命危险。所以，对于心肺功能较弱的人，可以采用步行的方式锻炼身体，而且步行的速度和时间要根据自身条件量力而行。

夏季如何养心又养脾

每到夏天，很多人会因为脾胃不和而不思饮食，因此有人认为夏季不适合养生，其实不然，按照传统中医理论，夏季是个安心养脾的好季节。

想要养心又健脾，首先要保证体内没有湿气，因为心为阳，体内如果有湿气，就等于五脏六腑全部处在了一个大蒸笼里面，人自然不会感到舒服，而脾性喜燥而恶湿，一旦脾阳为湿邪所遏制，就必然导致脾气不能正常运化，最终导致身体气机不畅，也就是全身没力气，影响消化功能。故而很多人心脾不适的时候，经常会出现腹部胀满、不思饮食、大便稀溏、四肢冰冷等症状，少数人还会出现水肿。因此，想要养心又养脾，首先应该防止湿气对身体的侵袭，居住地要干燥整洁，而且游泳洗澡时间不宜过长。

夜晚，无论温度多高，都应该盖好腹部，尤其对于婴幼儿来说，最好戴上一个暖和的肚兜，这样可以防止寒气和湿气进入体内，伤及心脾。

保养心脾还要注意防止空调病。冬季空调温度不宜过高，夏季也不宜直对着冷风口吹，更不能吹冷风时间过长，否则也会造成寒湿入体，伤及心脾。

保养心脾，不但要注意生活细节，更要积极调节心理状态，让自己的情志一直处于恬淡的状态，只有这样，才能保证心脾平衡，身体健康。

夏天炎热潮湿，按照中医当中"湿气通于脾"的理论，夏天其实是健脾养心的好时机，但是由于夏天炎热，所以往往会损耗心阴，所以健脾的同时，应当注意养心祛湿。因此，夏天的时候，为了安心健脾，应该少吃辛辣温热的食物，例如胡椒、辣椒、酒、狗肉、羊肉等，除此之外，夏季还应该多吃一些苦味食品，例如莲心、苦瓜、鱼腥草等。同时，心脏不好的人，在夏天的时候不要洗冷水澡，更应该少吃冷的食物，尤其不能在高温环境中大量饮用冰水，以免对心脏造成过分的刺激。

夏季补养五脏，可吃九种苦味菜

1. 苦瓜。苦瓜为夏季食用佳品，营养丰富，主要含有蛋白质、脂肪、碳水化合物、维生素等营养成分。未熟嫩果作蔬菜，成熟果瓤可生食，既可凉拌，又可炒肉、烧鱼，清脆爽口，别有风味。具有增食欲、助消化、除热邪、解疲乏、清心明目、益气壮阳等作用。苦瓜除了含有味苦的奎宁外，还含有蛋白质。研究发现，蛋白质能刺激免疫细胞而具有抗癌作用。

2. 苦菜。苦菜又名荼、荼草、苦马菜，为菊科植物莒菜的全草。苦菜主要含有碳水化合物、B族维生素、维生素C及矿物质等营养成分。中医认为，苦菜性味苦、寒，具有清热凉血、解毒的作用。李时珍在《本草纲目》一书中指出："苦菜调十二经脉，安心益气，轻身耐老，强力明目……"腌苦菜是夏日佐饭的美味佳肴，具有爽口开胃、消暑、清心除烦的作用。

3. 蒲公英。蒲公英又名婆婆丁、黄花地丁等，为菊科植物蒲公英带根的全草，全国多有分布。《本草纲目》说："地丁，江之南北颇多，他处亦有之，岭南绝无。小科布地，四散而生。茎叶花絮并如苦苣，俱小耳，嫩苗可食。"蒲公英是一种营养丰富的蔬菜，主要含有蛋白质、脂肪、胡萝卜素、核黄素及钙、磷、铁等营养成分。在食用方面，夏季多用嫩叶凉拌，也可烹调。蒲公英多吃不伤人，而且还可入药治病。中医认为，蒲公英性味甘、苦、寒，入肝、胃经，具有清热、解毒、止泻、利胆、保肝、健胃、降血压、提神、抑菌、抗癌等作用。

4. 苦笋。中医认为，苦笋味甘，性凉而不寒，具消暑解毒、减肥健身、健胃消积等功效。苦笋是夏季餐桌上的可口菜肴。人们通常用苦笋、排骨，加上咸菜配制成苦笋煲，苦甘可口，味道鲜美，吃后令人回味无穷。

5. 芜菁。芜菁又名鸡毛菜。原产中国，是古老的蔬菜之一，全国各地都有栽培。中医认为，芜菁性平，味苦、辛、甘，入胃、肝、肾经，具有开胃下气、祛湿解毒的作用。适于治疗食积不化、消渴、热毒风肿等病症。芜菁风味佳，可以代粮，也可菜用，或盐渍加工。

6. 莴笋。莴笋又叫千金菜、莴菜。中医认为，莴笋性凉，味苦、甘，入肠、胃经，它具有通利小便、开胸利膈、顺气调中、清热止渴的作用。适于治疗小便不利、脾胃气滞、饮食不振、消渴多饮等病症。莴笋可炒、可拌，炒要用大火快炒，拌要放少许精盐稍腌后，挤去汁，再食用。

7. 仙人掌。中医认为，仙人掌性味苦寒，主入心、肺、胃经，有清热解毒、行气活血、化痰安神的作用。研究表明，仙人掌能防止动脉硬化，还可治疗糖尿病、肥胖症、肺癌等病症。

8. 野蒜。野蒜又叫大头菜子、小独蒜。它具有理气宽胸、通阳散结的作用。可治疗胸痹、心痛、干呕等。

9. 枸杞苗。枸杞苗又叫甜菜、枸杞尖。中医认为，枸杞苗全株性凉，味甘苦，具有清热除烦、滋阴明目的作用。适于治疗阴虚发热、消渴口干、手足心热、肝肾亏虚、两目干涩、虚火牙痛等病症。

夏季宜多吃含水量大的蔬菜

在我们日常食用的 80 多种蔬菜中，含水量大的蔬菜是很多的，其突出特点是含水量高。一般地说，瓜类、鸡毛菜、大白菜等，属于富水蔬菜，而毛豆、马铃薯等含水量则较低。在富水蔬菜中，最值得推荐的是瓜类蔬菜。冬瓜名列富水蔬菜榜首，含水量高达 96%，如黄瓜（95%）、金瓜（95%）、菜瓜（95%）、佛手瓜和丝瓜（94%）、南瓜（93%）、苦瓜（93%）。在瓜类中所富含的水是具有多种营养成分的水，是经过多层生物膜、多次过滤形成的，是地地道道的天然、洁净、营养、具生物活性的水，是市场上任何"太空水"、"纯净水"所无法

比拟的。

上海、北京等地的蔬菜污染普查资料和研究显示，瓜类属于抗污染力强、聚集的污染物较少的蔬菜。在同等污染程度的土壤中，瓜类的重金属和硝酸盐污染都较轻。而且，瓜类所含矿物质的特点是高钾低钠，对人体健康十分有利。国内外的流行病学调查均表明，钾除了有降低血压的作用外，同时具有独特的保护血管的作用。

按照传统医学理论，瓜类属冷凉性食物，能除暑湿、利二便，解毒凉血，疏通人体的"排毒管道"，包括消化道、泌尿道、汗腺等，使体内之"毒"随同粪便、尿液、汗液等排出体外。因此，要让人体之河常"清"，生命之树常"绿"，夏季宜多吃富水蔬菜，尤其是瓜类。

夏季宜多吃凉性蔬菜

现代医学研究认为，气候炎热的夏季，对人体影响最大的因素是暑湿热毒。

当暑湿之毒侵入人体后，往往会导致汗毛孔张开，过多出汗，造成气虚，引起脾胃功能失调，食物消化不良等病症。在现代生活中，动物性食物增加，人的体质多呈酸性，多内热。因此，适当吃一些凉性蔬菜，有利于生津止渴，除烦解暑，清热泻火，排毒通便。在夏季上市的蔬菜中，如苦瓜、丝瓜、黄瓜、菜瓜、西瓜、甜瓜、西红柿、茄子、芹菜、生菜、芦笋等，属于凉性蔬菜。

夏季宜多吃杀菌蔬菜

夏季，由于气温高，病原菌滋生蔓延快，是人类疾病尤其是肠道传染病多发季节。因此，夏季多吃"杀菌蔬菜"，可发挥其防疾病的作用。

在夏季蔬菜中的大葱、洋葱、香葱、青葱、蒜苗等，是人们在制作凉拌菜时不可缺少的食材。这些葱蒜类蔬菜中，含有丰富的广谱杀菌素，对各种球菌、杆菌、真菌、病毒等，具有杀灭和抑制作用。如大蒜中含有大蒜素，为了充分发挥大蒜的杀菌防病功能，宜生食。

夏季佐餐宜选择紫菜

紫菜又叫索菜，为海洋蔬菜之一，素有"长寿菜"之称。

紫菜不仅味道可口，而且富有营养价值。据研究分析，紫菜与营养价值较高的菠菜相比（含水量相等的菠菜干品），除了抗坏血酸、铁及胡萝卜素的含量稍逊于菠菜外，其他营养素则与菠菜不相上下，而且紫菜里的核黄素、蛋白质、糖、磷和硫胺素的含量都超过菠菜。

中医认为，紫菜味甘、咸，性凉，具有软坚、化痰、清热、利尿、补肾、养心等功能。每晚饭前，喝上一碗紫菜汤，能治疗便秘。紫菜还是一味治疗胃溃疡的良"药"。常食紫菜可防衰老，防贫血，治疗夜盲，降低胆固醇。

在炎热的夏季，老年人多喝紫菜汤，能消暑热，保持代谢平衡。紫菜鸡蛋汤、黄瓜紫菜汤、肉片紫菜汤、鸡片紫菜汤等清爽可口，是夏季佐餐的好选择。

夏季减肥宜吃冬瓜

冬瓜，又叫东瓜、白瓜、枕瓜等，其质细嫩，味道鲜美，清淡爽口，食法多样，是夏季时令家常瓜蔬之一。

冬瓜富含人体所需的许多维生素、蛋白质和矿物质，却不含脂肪。它具有利尿、利便、利水和滑肠等作用。所以，肥胖的人夏季宜多吃冬瓜，可以使身体逐渐消瘦，达到减肥的目的。

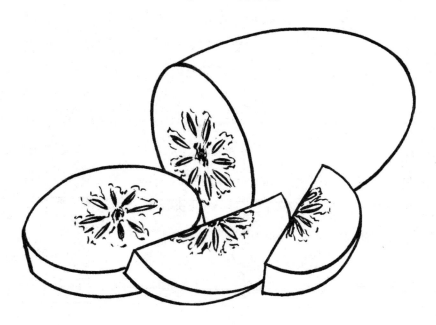

夏季食用水果宜分寒热

夏季，各种水果相继上市。水果不仅含有丰富的维生素、水分以及矿物质，而且果糖、果胶的含量明显优于其他食品。这些营养成分，对人体健康无疑是有益的。

食物有属性，即所谓"四气"，是指食物进入人体内会产生"寒、热、温、凉"的作用。根据划分，介于四者之间，既不温不热，又不寒不凉的食物，则归属于"平"性。

中医历来强调均衡，阴阳调和。对于虚寒体质的人来说，其基础代谢率低，体内产热量少，四肢即便在夏季也是冷的。但是，由于他们的副交感神经兴奋性高，所以，面色较常人白。他们很少口渴，也不喜欢接触凉的东西，包括进空调间。体质偏寒的人，在吃水果时，自然要择食温热性的，这类水果包括荔枝、龙眼、石榴、樱桃、椰子、莲子、杏等。相反，对实热体质的人来说，吃这些水果则会代谢旺盛，产热多，交感神经占优势，容易发热，经常脸色红赤，口渴舌燥，喜欢吃冷饮，易烦躁，常便秘。按照上面的原则，实热体质的人群要多吃寒凉性的食物，如香瓜、西瓜、水梨、香蕉、猕猴桃、芒果、莲藕、西红柿、柿子、荸荠、甜瓜、黄瓜、柚子等等。

平和类的水果有葡萄、菠萝、木瓜、苹果、椰肉、梨、橙、西瓜皮、芒果、橄榄、白果、李子等，不同体质的人均可食用。

秋季饮食宜贯彻"少辛多酸"的原则

秋季饮食，宜贯彻"少辛多酸"的原则，肺主辛味，肝主酸味，辛味能胜酸，所以，秋季要减辛以平肺气，增酸以助肝气，以防肺气太过胜肝，使肝气郁结。

所谓少辛，是指少吃一些辛味的食物。因为，肺属金，通气于秋，肺气盛于秋。少吃辛味，可有效防止肺气太盛。

中医认为，金克木，即肺气太盛，很容易损伤肝的功能。所以，在秋季应讲究科学饮食，宜食用一些含酸较多的食物，以增加肝脏的功能，抵御过剩肺气的侵入。根据中医营养学的这一原则，秋季饮食，一方面可食用芝麻、糯米、蜂蜜、荸荠、葡萄、萝卜、梨、柿子、莲子、百合、甘蔗、菠萝、香蕉、银耳、乳品等食物，也可食用人参、沙参、麦冬、川贝、杏仁、胖大海、冬虫夏草等益气滋阴、润肺化痰的保健中药制作的药膳；另一方面要少吃葱、姜、韭菜、辣椒等辛味之品，而要多吃酸味的水果和蔬菜。

此外，秋季宜多食温食，少食寒凉之物，以颐养胃气。如过食寒凉之品或生冷、不洁瓜果，会导致温热内蕴，毒滞体内，引起腹泻、痢疾等疾病。所以有"秋瓜坏肚"的民谚，老年人、儿童及体弱者尤要注意。

初秋饮食宜清淡

根据初秋的气候特点，变换饮食方式，应以清淡质软、易于消化为主，少食用多脂、厚味及辛辣上火的食物。

初秋清淡饮食，能清热、防暑、敛汗、补液，还能增进食欲。一是多食用新鲜蔬菜瓜果，既可满足所需营养，又可预防中暑。二是主食以稀为宜，如绿豆粥、莲子粥、荷叶粥等。三是可适当饮些清凉饮料，如酸梅汤、菊花茶等。四是可以适当吃些醋，既能生津开胃，又能抑制、杀灭病菌，预防肠道传染病。

秋愁解忧宜科学饮食调理

立秋后，虽凉爽怡人，但天气较干燥，气温不定，给人的身心带来一定影响。加之秋季落叶纷飞，花木凋谢，在一些人，特别是中老年人的心中，容易引起凄凉、苦闷之感，从而诱发消极情绪。为消除这种"秋愁"，可以从饮食上加以调理。

秋季，情绪低落者应多吃些有健脑活血作用的食物，如核桃仁、鱼类、牛奶、鸡蛋、瘦肉、豆制品等，这些食物可使大脑产生一种特殊的化学物质，能消除抑郁情绪。中医认为，羊肉可以益精气，珍珠米含有糖分，绿茶、咖啡、巧克力等富含苯乙氨和咖啡因，这些食品可以兴奋神经系统，进而改善心境。

消除"秋愁"除了加强饮食调理外，还应做到起居有常，作息有时。加强体育锻炼，外出旅游，登高望远，也可让人心情舒畅。

秋季健康饮食宜选吃糙米

很多营养学家大力提倡：秋季健康饮食，宜多吃糙米。糙米在美国被称为"褐色之米"，食用糙米已成为美国的一种新潮流。有人将糙米与精米的营养差别进行过比较，发现糙米的营养成分优于精米。营养研究的结果表明，糙米的消化吸收率比精米高。脂肪的吸收率对比：精米饭为91%，糙米饭为61%。从表面上看，好像精米在这方面占优势，但精米脂肪含量只有0.5%，而糙米却有1.3%。如果换算成实际的脂肪吸收率，精米为0.46%，糙米为0.8%，糙米比精米的吸收率几乎高出一倍。糙米其他营养成分的实际吸收率也比精米高。现代医学研究证明，秋季经常食用糙米，能够预防动脉硬化、糖尿病、大肠癌，防止脚气病、老年斑和便秘，具有解毒的效用，能强肝健体，消除疲劳，提高记忆力，消除焦躁不安的情绪。同时，糙米还具有美容与健美的作用，对于防治皮肤粗糙、青春痘、暗疮、黑斑、皱纹、肥胖等，均有惊人的效果。

秋季健康饮食宜选吃野果

秋季饮食应回归自然，多吃无污染的野果。这是营养学家们健康饮食的新主张。

金秋时节，野生果品陆续成熟。野生果品富有一种独特诱人的风味，且营养丰富，在很多方面均超过栽培的果蔬。如秋季野果中的沙棘、野蔷薇，除了含有丰富的蛋白质、脂肪和碳水化合物外，还含有人体必需的多种维生素和矿物质，其中维生素含量丰富，尤以维生素C的含量为最高，几乎居一切果、蔬之冠。每100克沙棘果中含维生素C高达800～850毫克，最高的可达2100毫克，大约相当于山楂的20倍、葡萄的200倍、鸭梨的500倍、苹果的1000倍；每100克沙棘果中含

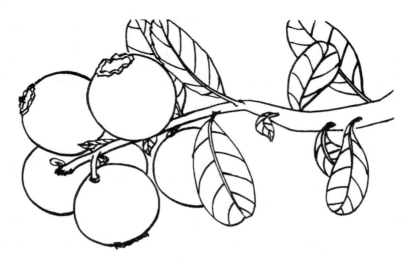

维生素 E15～220 毫克，维生素 A 原的含量则相当于豆油的 20～30 倍。因此，沙棘果有"维生素宝库"之称。此外，金樱子、桑葚、酸枣、银杏、香榧等，均有良好的食疗作用。

秋季保健宜选生食

现代医学研究证实，多吃生食有助于防治癌症。因为，生食能保留果蔬中的矿物质和纤维素等营养成分，以及有抗癌作用的吲哚化合物、胡萝卜素、挥发油和酶类等等。所以，生食对身体健康大有益处。例如：在美国，有许多癌症患者在几乎绝望的情况下，一日三餐吃生蔬瓜果或饮其果汁，特别是在秋季，坚持了数年，竟然有相当数量的患者奇迹般地治愈或延长了生命。据研究，当人们吃进熟食后，体内白细胞很快增多，犹如受到病菌入侵一样处于"紧急备战"状态。久而久之，机体免疫系统功能便可能受到破坏，给疾病侵袭以可乘之机。因此，营养学家们提倡秋季宜多吃生食。

秋季健康饮食宜选吃橘皮

"一年好景君须记，最是橙红橘绿时。"秋季是橘子成熟的时节。橘皮里含有丰富的营养，在保证干净的情况下适当食用很有好处。橘皮含有抗衰老作用的维生素 E；橘皮中的挥发油能刺激消化道，增加胃液分泌，促进胃肠蠕动，健胃祛风，增加呼吸道黏膜分泌及促进排痰；橘皮橘络含较多纤维素，具有预防便秘、肠癌和理气消滞等功效，有利于人体健康。

秋季健康饮食宜选吃香菇

香菇，也叫香蕈、香菌、冬菇、花菇，是侧耳科植物香蕈的小实体。香菇质洁味腴，味美可口，营养丰富，是著名的"食中佳品"。著名神话小说《西游记》，屡有提及香菇为佛家、神仙之珍品。

香菇自然寄生于栗、柯、槲等树上，现多为人工栽培，主要产于南方各省，其中以福建产量最高，以安徽和江西的质量最好。

香菇是一种高蛋白、低脂肪的食用菌，荤素皆可食用，是延年益寿的上品。自古以来，香菇就有"素中之荤"、"蘑菇皇后"、"菇中之王"、"蔬菜之魁"等多种美称，真不愧为食用菌家族中的宠儿。

香菇是秋季人们餐桌上的"山珍"之一，深受广大群众的青睐。它已被公认为是理想的保健食品。

据现代科学分析，每 100 克鲜香菇含蛋白质 14.4 克，碳水化合物 59.3 克，脂肪 1.8 克，糖分 2 克，维生素 B 32 毫克，尼克酸 8.9 毫克，钙 124 毫克，磷 415 毫克，铁 5.3 毫克，还含有相当数量的麦角固醇。1 克香菇中含有 128 国际单位的维生素 D。更为可贵的是，香菇中还含有 30 多种酶和 18 种氨基酸。人体所必需的 8 种氨基酸，香菇中就含有 7 种。香菇已成为纠正人体酶缺乏病和补充氨基酸的首选食品。酶是人体消化食物必不可少的活性物质，缺少酶会使新陈代谢下降，引起人体一些疾病的发生。香菇所含的酶对人体起到协调和帮助消化的作用。而香菇所含的 7 种氨基酸，有助于人体促进新陈代谢，延缓衰老。

香菇既可素食，也可与荤性食物搭配做菜，菜式很多，且味美可口。就我国传统的香菇膳食来说，有香菇猪肉汤、香菇鲫鱼汤、香菇冬瓜汤、香菇牛肉粳米粥、香菇桃仁汤、香菇大枣汤……真是品种繁多，不胜枚举。

香菇还可以为主原料，制成多种保健食品及营养食品。在日本市场上出售的商品有香菇酒、香菇茶、香菇豆酱、香菇料等，真是五彩缤纷，目不暇接。

香菇对人体的保健作用还在于它含有核酸类物质，对胆固醇具有溶解作用，可以抑制人体血清胆固醇上升；并有降血脂、降血糖的作用。同时还含有干扰素诱导剂，对多种细菌、病毒有抑制作用，能增强机体自身免疫功能，有防治流感和抗癌作用。

我国人民利用香菇治疗疾病，在汉代已有记载，历代本草也多有收录。如《日用本草》谓之有"益气不饥，治风破血"之功，《本草求真》认为它能"益胃助食"。《本草纲目》中称它"乃食物佳品，味甘性平，益味助食，理小便不禁，大益胃气，托痘，麻疹外出之功"。《现代实用中药》中说香菇"为补充维生素 D 的要剂，预防佝偻病，并治贫血"。

香菇中含有麦角固醇，在日光和紫外线照射下可变成维生素 D 的前体，有抗佝偻病作用，是孕妇、儿童的理想食品。据日本营养学家的研究，每天食用干香菇 9 克或鲜香菇 90 克，一周后血中胆固醇含量平均下降 9%。如果在食用猪油的同时加食 90 克香菇，胆固醇不仅不上升，反而下降 3%。这说明香菇有良好的降血脂作用。中老年人经常吃些香菇，对预防动脉硬化是很有好处的。

近年来的医学研究证明，香菇中含有一种被称为"黑色素"的特殊物质，这种物质可以安定位于脑干部位的自律神经，并可使心脏、肝脏等重要器官的功能增强，还可使一些腺体，如甲状腺、前列腺等功能增强。因而，香菇具有增强人体活力、使人精力充沛的作用。

科学家们在对食用真菌进行研究过程中，发现在抗癌药物筛选中，香菇显示出它的优越性，其防癌抗癌方面的作用很大。

首先，美国科学家发现，香菇中含有一种"β–葡萄糖苷酶"的物质，抗癌试验结果表明，癌症病人用这种物质治疗后，能进一步提高抑制癌瘤的能力，加强抗癌作用。

其次，通过试验表明，香菇中含有 β–1，3–葡萄糖苷酶、β–1，4–葡萄糖苷酶所组成的多糖体的作用，抗癌率达 80%~95%，对于包括白血病在内的多种恶性肿瘤，如食道癌、胃癌、肺癌、肝癌等均有明显疗效。科学家还把香菇浸出液喂给移植肿瘤的小白鼠，5 个月后，小白鼠的癌细胞竟然奇迹般地消失了。

再次，我国南开大学生物系实验人员也从香菇中提取多糖，对患有淋巴肉瘤的小鼠进行实验。结果发现，每天给小鼠注射香菇多糖一次，连续 14 天后，抑瘤率达 40%。

上述例子充分说明，香菇除可用于治疗肿瘤外，秋季经常食用香菇，对身体健康大有益处。

防"秋老虎"伤人宜选哪些食物

入秋后，雨水逐渐减少，空气湿度降至人们生活所需限度（相对湿度70％）以下。因而，天气干燥，草木渐枯。秋燥伤津，伤津而见燥症。燥是秋季的主气，属阳邪，其引起的疾病有温燥（初秋）和凉燥（深秋）。初秋，仍有夏的高温。加上天晴少雨，气候干燥，此时感染的燥邪为温燥，主要伤阴，即损害人体的津液，导致皮肤干燥、眼干裂、舌红少津、毛发干枯、小便赤黄、大便干结、口鼻咽干、胸痛干咳、少痰、痰中带血丝，甚至发热至高热。秋燥所致咳嗽时间较长，难以治愈，使人生畏。所以，人们把秋季的温燥称为"秋老虎"。

那么，预防"秋老虎"伤人，在饮食方面宜选择哪些食物呢？

首先，宜多饮水。每天至少饮水1 000毫升以上；常喝稀饭、淡茶、菜汤、豆浆、果汁等。

其次，宜多吃水果。每天吃1～2个梨（雪梨或沙梨）、西瓜、蕉类、山竹等凉性水果。

再次，宜常吃些清热、生津、养阴的食物。如萝卜、茅根、马蹄、西红柿、豆腐、菱角、莲藕、蜂蜜及新鲜时令水果和蔬菜、瘦精肉、木耳、老鸭肉、鳖肉、青鱼、鲳鱼、黄花鱼、鲍鱼、鳗鱼、银耳、百合、紫菜、莲子、芡实、核桃、乌梅、芝麻等。

此外，在秋季生活中，还要做到劳逸结合，保持充足的睡眠。

秋冬之交宜食用红豆汤

秋冬之交，天气渐凉，人体的内分泌系统也会受到不同程度的影响，使热能消耗得更快。在这样的环境下，不妨吃些有营养的甜品补充能量，而红豆正是极佳的选择之一。

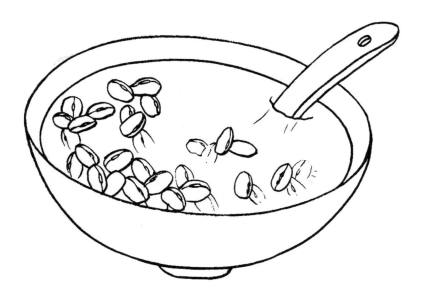

据研究测定，红豆富含蛋白质、脂肪、糖类、B族维生素、铁、磷、钾等营养成分。它的纤维质含量也相当丰富，能有效刺激肠胃蠕动，可利尿，还有预防便秘，使排便顺畅的效果。

一般来说，秋冬之交，居家最简单的营养食疗方，当属红豆汤了。在烹调过程中，可以添加有活血作用的红糖或有促进血液循环功能的生姜。

仲秋时节宜食鸭子

"秋风起，鸭子肥"。每年入秋后，正是人们品尝鸭子鲜美味道的大好时令。按旧的传统习惯，每到农历八月十五这一天，食鸭子的人数最多，可谓全国的"食鸭日"。

我国南北方均饲养鸭子。鸭子以雄者为良，老者为佳。

鸭肉鲜嫩肥美，营养丰富。在每100克的鸭肉中，含有水分63克，蛋白质15克，脂肪19克，糖类0.2克，灰分0.7克，维生素A 52微克，维生素B 10.08毫克，维生素B 20毫克，尼克酸4.2毫克，钙6毫克，磷122毫克，铁2.2毫克，锌1.33毫克。

鸭肉是人们秋季爱吃的肉类食品，能制成风味各异的佳肴。家庭烹鸭，可烧可烤，可卤可酱，也可蒸炖，并可用于扒、煮、煨、焖、熏、炸等烹调方法。还可将鸭加工成小件，采用爆、炒等烹饪方法。以鸭入馔，适应多种调味方法，咸鲜、甜香、麻辣、酸辣、红油、五香、香糟、陈皮、芥末、鱼香、烟香、咸甜、怪味等均可。鸭子除了可以用作主料外，也可以用作配料，制成冷菜、炒菜、汤羹、火锅、面点、小吃、粥饭等，还可以充当馅料。

中医认为，鸭肉味甘、咸，性微寒，具有滋阴养胃、清肺补血、利水消肿的功效，适用于治疗痨热骨蒸、血晕头痛、阴虚失眠、肺热咳嗽、肾炎水肿、小便不利、低热等症。《日用本草》中记载："鸭肉可滋五脏之阴，清虚劳之热，补血解水，养胃生津。"医典《雷公炮制药性解》强调："黑嘴白鸭，为大补虚劳之圣物。"我国还有一些医书上说，老鸭同猪蹄煮食，能补气肥体；鸭肉同糯米煮粥吃，有养胃补血生津的功效。

秋冬之交宜吃哪些蔬菜

秋冬之交，饮食的原则是以"甘平为主"，即多吃有清肝作用的食物，蔬菜如豆芽菜、胡萝卜、菜花、芹菜等。其吃法也要求多种多样。

1. 豆芽菜。黄豆、绿豆中含有大量的蛋白质、脂肪和碳水化合物，以及钠、铁、磷、钙等人体必需的微量元素。豆生芽后，不但能保持原有的物质，而且增加了维生素的含量，有利于消除疲劳。豆芽中的叶绿素可以防治直肠癌。

2. 胡萝卜。中医认为，胡萝卜味甘平，食之补脾健胃。秋末胡萝卜以炖食最好，炒食为良。炖食能保持胡萝卜素 93% 以上，炒食也可保持胡萝卜素 80% 以上。

3. 菜花。菜花含有丰富的维生素类物质，每 200 克新鲜菜花，可为成年人提供一天所需维生素 A 的 75% 以上。其维生素 C 的含量更为突出，每 100 克的含量可达 80 毫克，比常见的大白菜、黄豆芽菜高 3 ~ 4 倍，比柑橘高两倍。

4. 芹菜。中医认为，芹菜性凉，味甘辛无毒，平肝健胃，富含蛋白质、糖类胡萝卜素、维生素 C、氨基酸等，能兴奋中枢神经，促进胃液分泌，增进食欲，并有祛痰作用。芹菜可与香干、肉丝等炒食，色彩鲜艳，味道清香。

5. 小白菜。中医认为，小白菜味苦微寒，养胃和中，通畅利胃。小白菜富含维生素 C 和钙质，还含磷、铁、胡萝卜素和 B 族维生素等。洋白菜与小白菜类似，性味苦平，能益心肾，健脾胃，对胃及十二指肠溃疡有止痛、促进愈合的作用。

6. 莴笋。莴笋肉质细嫩，生吃热炒均相宜。秋季常吃莴笋，可增强胃液和消化液的分泌，增进胆汁的分泌。莴笋中含的钾是钠的 27 倍，有利于促进排尿，维持水平衡，对高血压和心脏病患者有很大的裨益。莴笋中所含的氟元素，可参与牙釉质和牙本质的形成和骨骼的生长。莴笋中的含碘量高，这对人体的基础代谢和身体发育会产生有利影响。莴笋叶的营养远远高于莴笋茎。此外，秋季患咳嗽的人，多吃莴笋叶还可平咳。

冬季饮食保健

到了冬季，人们普遍感到口、鼻、皮肤等部位有些干燥。中医认为，肺与季节的关系十分密切。因此，宜多食用具有润肺生津作用的食品。

据现代营养学家们的介绍，适合冬季食用的食品有：暖性的肉食如狗肉、牛肉、鸡肉、龟肉、羊肉、虾肉等；蔬菜包括黄豆、蚕豆、胡萝卜、葱、蒜、韭菜、芥菜、油菜、香菜等；水果和干果有栗子、松子、杏脯、橘子、柚子等。红糖、糯米、羊乳等亦适合冬季食用。

那么，冬季健康饮食宜首选哪些食物呢？

1. 藕。生藕能清热、生津、止渴，熟藕能健脾、开胃、益血。故有"暑大宜生藕、秋凉宜熟藕，生食宜鲜嫩、熟食宜壮老"的说法。

2. 黄鳝。秋冬食鳝，不但补益力强，而且对血糖还有一定的调节作用。在冬季饮食中，如烧鳝段、清炖鳝段、炒鳝丝、黄鳝粥等，均为保健美食。

3. 栗子。栗子具有健脾养胃、补肾强骨的作用，还有补胃之王的美誉。

4. 红枣。红枣具有滋阴润燥、益肺补气的功效，如与银耳、百合、山药共同炖食，效果更好。

5. 鸡汤。冬天是支气管炎的高发季节，其预防办法之一是喝鸡汤，尤其有益于儿童。据分析，母鸡脂肪具有增强支气管黏膜分泌和化痰的作用。此外，鸡肉中有一种特殊的物质，可以增强咽部血液循环和鼻腔黏膜分泌，对保持呼吸道通畅、清除呼吸道病毒、缓解感冒鼻塞及治疗咽干、咳嗽等病症大有裨益。

6. 动物内脏。动物的肝、肾、心等内脏所含的维生素 B_2 很多。冬末春初，由于气候干燥，不少人嘴唇干裂，易患口角炎，这是因为缺乏维生素 B_2 所致。

7. 海带。海带含碘多，碘有助于甲状腺激素的合成，而甲状腺激素有产热效应。所以，冬末春初，适量食用海带，具有较好的御寒作用。

冬季护肤宜食用哪些食物

1. 宜食富含维生素 A 的食物，如韭菜、油菜、菠菜、甘薯、萝卜、南瓜及动物肝脏、虾、蛋黄等。这些食物可以润泽皮肤，防止干涩、粗糙和出现皱纹。

2. 宜食富含 B 族维生素的食物。常见的富含 B 族维生素的食物有动物肝肾、花生、糙米、麦麸、豆类等，这些食物可平展皱纹，防止脂溢性皮炎、酒渣鼻等皮肤病的发生。

3. 宜食富含尼克酸较多的食物，如瘦肉、鸡蛋、豆类、花生及小白菜、油菜、苋菜等绿叶菜。在日常饮食中，保证尼克酸供应充足，可以预防癞皮病。

4. 宜食富含维生素 C 的食物，如枣、山楂、橘子、橙子等。在饮食中，保证维生素 C 的供应充足，可有效防止皮肤发生出血性紫癜。

5. 宜食动物脂肪。适量吃些动物脂肪，既有利于供给人体热能，也可使皮肤保持光泽和富有弹性。

冬季怎样养心还养肝

在传统中医学中，肾气可以分为肾阴与肾阳两类，肾阴上升济心离不开肾阳的鼓动。而心气也和肾气一样，被分为心阴与心阳，心火在心阴的凉润之下，才能下降助肾。

按照中医五行理论，心属火，肾属水，所以只有"心火"与"肾水"之间保证正常平衡的互动，才能保证心肾两脏阴阳动态平衡。心肾之间的平衡一旦失调，就会出现失眠多梦、头晕耳鸣、咽喉唇干燥、腰酸腿软、贫血等症状。所以，合理的补肾不仅可以养心，而且还有益于人体的生殖、神经、骨骼等多个组织器官，从而在根本上调节人体功能，让身体的"亚健康"症状得到改善。

想要同时养心又养肾，就要首先区分自己是阴虚还是阳虚体质，一般来说，阴虚者大多脸色发红，手心较为温暖，尤其是夏天的时候，身边的人都能感觉阴虚者蒸腾出来的热气，对于这一部分人，就要选择玉竹、枸杞子、西洋参等性凉或寒的药物进行补心和补肾；阳虚者大多怕冷，在冬天经常会出现四肢冰冷，尤其是冬天的夜晚，手脚长时间暖和不过来等情况，这种情况可以采用热性的药物来滋补，但是尽量不要用热性过大的中药如肉桂、人参、鹿茸等，因为心脏本身属阳，一味用热性过大的药物，必然导致心火过盛，反而不利于心脏的保养，严重的时候还会危及生命。

冬季食用烤鱼、烤肉宜配萝卜

现代营养学家们倡导，在冬季饮食中，食用鱼、烤肉等烧烤食物宜配萝卜。

因为，鱼肉烤制时的温度过高，如果超过 400℃，蛋白质烧焦后，会产生苯并芘和仲胺，而仲胺到胃内和亚硝酸盐相遇，在胃酸的作用下可生成亚硝胺。现代医学研究已认定，苯并芘和亚硝胺都是强致癌物质。专家们通过大量的病理调查和动物试验已经得到证实，一次食入大量或经常食用烤焦的蛋白质，可引起癌症。

冬季时令蔬菜——萝卜，是我国最古老的一种蔬菜。其营养丰富，所含的维生素 C 比梨和苹果高 8 ~ 10 倍，并含有蛋白质、脂肪、糖类、无机盐、维生素 B_1、维生素 B_2、钙、磷、铁以及淀粉酶、氧化酶等。萝卜还含有芥子油，它和萝卜中的酶一起有促进胃肠蠕动、增进食欲、帮助消化的作用。

医学研究认为，丰富的维生素 C 在胃内具有阻断亚硝酸盐和仲胺结合的作用，从而可减少亚硝胺的产生，因此能够起到防癌的作用。

另外，萝卜中含有多种酶，能完全消除致癌物质亚硝胺使细胞发生突变的作用。萝卜中还含有一种木质素，能进一步提高巨噬细胞的活力，可以把癌变细胞吞噬掉。

由于在烤鱼、烤肉中所含的致癌物质可以被萝卜中的维生素 C 和酶等物质破坏而失去致癌作用，因此在吃烤鱼、烤肉等食物时配吃一些萝卜，不仅能帮助消化，而且能防癌、治癌，真是一举两得。

冬季宜合理食用蔬菜

在冰天雪地、寒风凛冽的隆冬时节，人体需要更多的热能来维持体温。蔬菜是人体维生素的重要来源。但是，冬季蔬菜缺乏，绿叶菜更少，大白菜和萝卜成了家庭餐桌上的"主角"。经过长期储存的大白菜和萝卜，其维生素有所降低，满足不了人体的生理需要。为弥补维生素的不足，冬季蔬菜的合理食用显得非常重要。

1. 合理搭配选用。冬季，除了大白菜和萝卜外，可选食胡萝卜、雪里红、芹菜及青菜等。在这里要特别提到的是土豆。不起眼的土豆也含有相当丰富的维生素和无机盐，每天若食用 300 克土豆，即可供给人体一天需要量 10 倍以上的维生素 C 和 3 ~ 4 倍的维生素 B_1。土豆还含大量的维生素 E、叶酸和铁、锌、铜、钾，营养相当全面。豆类不含维生素 C，但经发芽成豆芽菜后，就会发生奇迹般的变化。如黄豆发芽后，维生素 C 每 100 克可高达 30 毫克以上（一般在 16 毫克左右），且胡萝卜素可增加 2 倍多，维生素 B_2 增加 2 ~ 4 倍。在绿叶菜不足的冬季，用各种豆芽菜来弥补维生素 C 的不足，是最方便经济的办法。

2. 合理加工烹调。冬季，为了保存蔬菜中的维生素，要先洗后切，切后即炒。急炒白菜，维生素 C 的损失率只有 0.7%，连炒带煮损失率高达 76%。浸泡时间越长，维生素的损失越多。烹调蔬菜要用急火快炒。敞开锅炒菜，维生素 C 同空气接触后也容易被破坏，因此宜加锅盖。做菜汤时，水沸再放菜，可减少维生素 C 的损失。另外，蔬菜要现炒现吃，回锅加热会损失更多的维生素。

3. 科学储存。冬季保存蔬菜要掌握适当温度，受冷会冻坏，受热易萎缩，均会影响维生素的含量。一般蔬菜存放在室温 20℃ 以上环境中，比在 6℃ ~8℃ 环境中维生素 C 的分解速度要快 2 ~4 倍，菠菜在室温 16℃ ~25℃ 时，3 天后维生素 C 及 B 族维生素损失 85% 以上；胡萝卜素损失 25% 左右，在 0℃ ~3℃ 条件下则损失甚微。所以，蔬菜应储存在阴凉通风、温度较低的地方。

冬季食用大白菜宜科学烹饪

多少年来，大白菜一直是我国北方百姓冬季的主要蔬菜，被人们称为"当家菜"。如今，一到冬季就全民动手大量储存大白菜的景象，已被商场内琳琅满目的鲜菜所取代。不过，与鸡、鱼、肉、蛋的膳食科学搭配食用大白菜，也会使人顿感清香爽口，利胃保肠，对促进人体健康极为有利。

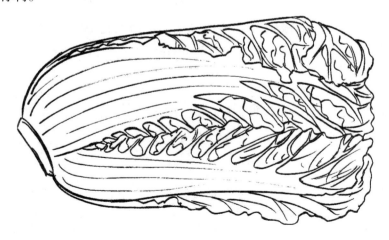

大白菜营养丰富，除了含有维生素 C、钙、磷、铁以外，还含有一定量的蛋白质、脂肪、糖和维生素 B₂。经常食用大白菜，对预防老年性动脉硬化和心血管疾病大有好处。大白菜中的维生素 C 对胃及十二指肠溃疡也有一定的治疗作用。

但是，营养学家们指出，想让人体充分吸收利用这些营养素，烹饪方法的选择最为关键。

1. 宜先洗后切。一般蔬菜在烹饪之前都是先洗后切，以保证减少丢失营养成分，烹饪大白菜时也是这样。由于大白菜里的维生素 C 等营养成分都易溶于水，若切后再洗的话，这些营养成分就容易损失。

2. 烹调宜加醋。在烹饪大白菜时，适当放点醋，无论从味道，还是从保护营养成分来讲，都是必要的。醋可以使大白菜中的钙、磷、铁元素分解出来，从而有利于人体吸收。醋还可使大白菜中的蛋白质凝固，不致外溢而损失。

3. 宜用开水焯。平时人们做大白菜，有时用热水烫，有时不烫。研究者发现，烹饪大白菜时，用开水焯一下，对保护其中的维生素 C 很有好处。最好是用开水，因为大白菜通过加热，可产生一种氧化酶，它对维生素 C 有很强的破坏作用。这种氧化酶在温度 65℃时活动力最强，而在 85℃时就被破坏了。所以，用热水烫大白菜，一定要用沸水，不能用温水，只有这样才能保护大白菜中的维生素 C 不被破坏。

冬季食用冬笋宜科学搭配

寒冬时节，被誉为"山珍"的冬笋成为人们餐桌上的"上宾"。冬笋是笋中"皇后"，相对于春笋而言，其肉质更为细嫩、鲜美，营养更加丰富。因此，冬季宜常食笋。其食用方法多种多样，宜科学搭配。
例如：

冬笋枸杞肉丝

【配料】冬笋 250 克，枸杞子 30 克，猪肉 250 克，生姜、葱、素
油、食盐、味精、料酒、湿豆粉、白糖各适量。

【做法】①将枸杞子清洗干净，去杂质、果柄、泥沙；冬笋洗净，
切成 1 厘米长的细丝；猪肉洗净，切成丝；生姜、葱洗净，切成细丝，
备用。②将猪肉用湿豆粉抓匀，备用。③将锅置武火上烧热，加入素
油，烧六成熟时，加入生姜、葱煸香，随即下入猪肉、炒变色，下入冬
笋、食盐、味精、料酒、白糖、枸杞子，炒匀即成。

【功效】具有补肝肾、明眼目、化痰的作用。

【注意】适用于视物不清、咳嗽、痰多、面黄肌瘦、皮肤不润等
病症。

冬笋雪花鸡汤

【原料】党参 15 克，雪莲花 10 克，人参 6 克，薏苡仁 30 克，冬笋
50 克，鸡肉 200 克，生姜、葱、料酒、食盐、味精、胡椒粉各适量。

【做法】①将党参、雪莲花、薏苡仁分别按量配齐，前三味中药洗
净后，党参、雪莲花切成 1 厘米长的节，人参切薄片，用纱布袋装好，
扎紧口；薏苡仁用清水淘洗干净；笋洗净，切成 4 厘米长的节，备用。
②将鸡肉洗净，去毛及内脏，放入炖锅内，加入药包、冬笋、生姜、
葱、料酒，再加清水适量，置武火上烧沸，再用文火炖煮 50 分钟，加
入食盐、味精、胡椒粉搅匀即成。

【功效】具有祛湿壮阳、补中益气、舒郁化痰的作用。

【注意】适用于腰酸腿软、体弱乏力、风湿性关节炎、阳痿、妇女
月经不调、心闷有痰等病症。

冬季宜吃哪些水果

现代医学研究认为，冬季的水果有保健医疗性质要数梨和甘蔗了。

1. 梨。梨又名快果、果宗、玉乳，主要含碳水化合物、无机盐等营养成分。中医认为，梨性味甘、微酸、凉，具有生津润燥、清热化痰的作用，适宜于秋冬季节发热的病人食用，尤其对肺热咳嗽、小儿风热、咽干喉痛、大便燥结等病症更为适宜。另外，梨还有保肝和帮助消化的作用。所以，对于肝炎、肝硬化患者来说，梨作为医疗食品经常食用很有好处。

2. 甘蔗。甘蔗又名干蔗、竿蔗、糖梗，主要含糖分、无机盐、胡萝卜素等营养成分。甘蔗性味甘、寒，具有滋补清热的作用，对于低血糖、大便干结、小便不利、反胃呕吐、虚热咳嗽和高热烦渴等病症有一定的疗效。

冬季养生宜多食用红枣

冬季多食用红枣，可以弥补人体维生素的不足。研究表明，红枣中维生素 A、维生素 C 和维生素 D 的含量大大高于蔬菜和水果。尤其是含有生物类黄酮物质，能保护维生素 C 不受破坏。因此，人们把红枣誉为"天然的维生素丸"，是人体抗衰老的补品。

中医认为，红枣具有益气养血、健脾益智的功效。民间有"一天吃三枣，终身不显老"之说。红枣味甘性平，能调百味。红枣既能滋

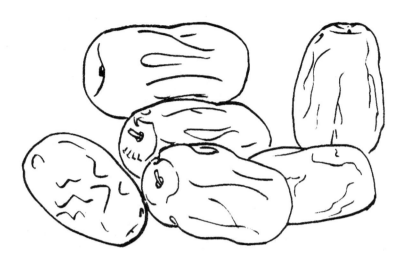

补养血，又能健脾益气，抗疲劳、养神经，还有保肝脏、抗肿瘤、增强机体免疫力的功能，特别是对于贫血虚寒、肠胃病等病的防治十分有效，长期服用可使人延年益寿。

冬季宜常吃松子

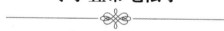

松树是长寿树种之一，常与柏树一起被人们作为长寿的象征。

松子是松树的种子，也是冬季人们养生保健的佳品之一。

中医认为，松子性味温甘，具有补虚养阴、润肺生津、滑肠通便的功效，是一种滋补强壮的良药。据古代医书记载，常食松子的老弱者能鹤发童颜、润肤美容、延年益寿。

松子营养丰富，食用价值高。现代科学研究表明，每100克松子富含蛋白质1.67克，碳水化合物9.8克，脂肪63.5克，还含有铁、磷、钙等矿物质及丰富的挥发油。松子所含脂肪以不饱和脂肪酸为主要，这种脂肪酸能促进胆固醇代谢，消除动脉血管壁上的沉积物和皮肤上的老年斑。

冬季保健宜多饮红茶

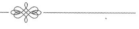

冬季是万物生机潜伏闭藏的季节。秋去冬来，气温骤降，寒气逼人，人体生理机能减退，阳气渐弱，对能量与营养要求较高。具体地说，在农历的十、十一、十二月里，养生之道贵于御寒保暖，提高抗病能力。红茶是冬季最佳饮品之一。因此，冬季适宜喝祁红、闽红、川红、粤红等红茶。中医认为，红茶性味甘温，含有较多蛋白质，可以补益身体，养蓄阳气，生热暖腹，增强人体对寒冷的抗御能力。

此外，冬季人们的食欲增强，进食油腻食品增多，常喝红茶可去油腻、开胃口、助养生，使人体更好地顺应自然环境的变化。

冬季老年人宜重视饮食调理

中医素有"虚则补之"，"寒则温之"，"药补不如食补"之说。因此，老年人要重视饮食调理，在冬季的日常膳食中注意温补肾阳。饮食应从三方面着手：一是多吃些瘦肉、禽蛋、鱼类、豆类等含有优质蛋白质的食物；二是多食用牛、羊、狗肉等温热性食物；三是要注意多喝热汤，以滋润脏腑，增进食欲，驱寒保暖。

四季多食用高纤谷物，养心养小肠

　　小肠，是消化系统的重要组成部分，小肠是人体吸收营养的重要器官。所以，小肠功能强健，心脏才能得以良好的滋养，因此，我们应该从日常生活和饮食入手，为自己保护好"肠道"。

　　传统中医理论认为"欲要长生，肠内当清"，所以想要心脏健康，就要保证小肠内没有渣滓，从而在根本上避免肠内浊气伤及心脏。

　　目前市面上有很多的"肠清茶"、"排毒茶"，而且很多人也会为了达到"清肠"的目的来购买、服用这些茶，但是实际上，这些所谓的肠清茶或者排毒茶当中大多含有大量的寒凉泻下成分，盲目服用，不但对调理心肠无益，反而容易因为寒凉过度伤及心气。

　　其实最好的清理肠胃的办法不是服用泻药或者所谓的排毒产品，而是应该尽量多吃一些富含膳食纤维的食物。研究表明，健康人每天摄入20克左右的膳食纤维可以有效降低食道癌、胃癌的风险，同时能够清理肠道，并且可以有效调整肠道菌群环境，从根本上缓解便秘。一般来说，蔬菜、水果以及未经过精加工的五谷杂粮等食物中含有的膳食纤维都较多，多多摄入这些食物，可以刺激肠壁的蠕动，缩短残渣在大肠中滞留的时间，有效减少有害物质的吸收。

　　在日常饮食当中，吃饭的时候应当速度放慢，同时，每口食物要至少咀嚼20下再咽下去，不然的话就会明显增加肠胃负担，使肠胃蠕动变慢，食物中的营养物质也不能被肠道有效地吸收，造成营养的浪费。

　　除此之外，为了增强肠胃功能，午饭后应该稍微休息片刻，这样可以让脑部血液流向胃部，增强肠胃的消化吸收功能；但是，吃完晚饭之后绝对不能立刻躺下，也不要立刻窝在沙发里面看电视，而是应该慢慢溜达一小会儿或者做一会儿家务再坐下休息。

保养小肠，不但可以预防和辅助治疗消化系统疾病，而且能够防止因为饱满的胃部挤压心脏，造成对心脏的危害。

《黄帝内经·灵枢·经脉》中云："小肠手太阳之脉，起于小指之端，循手外侧上腕，出踝中，直上循臂骨下廉，出肘内侧两筋之间，上循臑外后廉。出肩解，绕肩胛，交肩上，入缺盆，络心，循咽，下膈，抵胃，属小肠；其支者，以缺盆循颈上颊，至目脱眦，却入耳中；其支者，别颊，上（出页），抵鼻，至目内眦，斜络于颧。"

由此可见，心脏与小肠的经络紧密相连，所以小肠出现问题，心脏也会被拖累。同时，小肠位于极易受寒的下腹部，所以极其容易受寒，而一旦受寒，往往累及心脏。所以，不少人虽然时时感到心脏不舒服，但是实际上心脏本身没有什么器质性病变，只是代小肠受过。对于这种情况的患者，固然要积极疏通心脏经络，但是也要注意用药物疏通小肠经，这样才能标本兼治。

第七章

选择零食要谨慎

人们对零食真是又爱又恨，爱是因为零食不仅可以解决饥饿问题，同时还是抚慰情绪的好帮手。恨是因为零食对人体健康有损害，所以很多人对某些零食敬而远之。那么，到底零食能不能吃，应该吃一些什么样的零食呢？请看本章具体分解。

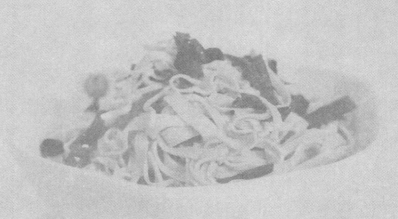

巧克力的利弊

目前市面上的巧克力主要有两种，一种是可可脂巧克力，一种是代可可脂巧克力，一般来说可可脂的浓度越大，巧克力的味道越好吃，但是纯可可脂是用可可果提炼的，价格昂贵，在常温下不容易保存，所以会添加些代可可脂来提高凝固程度和减低成本。

所谓代可可脂是由精选棕仁油经过高技术冷却、分离而取得之棕仁硬油脂，再经特殊氢化，精炼而成。

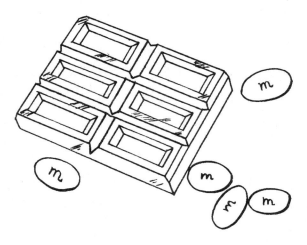

代可可脂是一种非常复杂的脂肪酸。氢化油脂是反式脂肪酸的一种。反式脂肪酸（TFAS）是植物油在加温过程中，添加氢后形成的。国际最新的研究发现，TFAS可能引起人体胆固醇升高，并对胎儿体重和 II 型糖尿病具有潜在影响，甚至是老年痴呆症的诱因之一。由于反式脂肪酸对人体的危害是潜在、渐进的，专家也称这些代可可脂巧克力为"慢性杀手"。

最好减少代可可脂的食用量。

适量食用纯可可脂的巧克力，不但对人体无害，还对人体有利，这是因为巧克力中含有的多酚对心血管有很大的保护作用。多酚是一种存在于茶、红酒、巧克力和葡萄酒等植物类食物中的天然化合物。研究表明，这类物质可能具有与阿司匹林相似的抗炎作用，在一定浓度下可以降低血小板的活化，转移自由基在血管壁上的沉积，因而具有预防心血管疾病的功能。

巧克力的多酚不仅含量高，而且吸收率也高。大量的研究都已证明，科学地食用巧克力可在一定程度上降低心脏病的发生率和死亡率。此外，巧克力中的黄酮类物质可大大延长体内其他重要抗氧化剂（如维生素 E、维生素 C）的作用时间，为其他保护心血管的营养物质提供坚强的后盾。

除此之外，巧克力中还含有丰富的微量元素，包括镁、铜、铁、锌等，这些微量元素在抗氧化、调节能量代谢方面不可或缺。巧克力在抗氧化，保护心血管方面之所以能发挥独到的作用，其中不乏上述微量元素的贡献。此外，巧克力中磷的含量也很丰富，100 克巧克力中含有280 毫克磷。磷和钙相结合是骨骼健康的基础，所以食用巧克力对于骨骼是很有利的。

另外，巧克力当中所含有的黄酮物质具有免疫调节的作用。免疫调节是一种极为复杂的过程。人为地通过药物等手段调节免疫功能会承担一定的风险。巧克力可以承担起这一任务，在提高免疫系统的同时，将风险值降至较低水平。

最重要的是，巧克力具有抑制忧郁情绪，使人产生欣快感的作用，尤其是可可含量更多的黑巧克力，它含有丰富的苯乙胺，这种物质对人的情绪调节发挥着重要的作用。巧克力还含有丰富的镁元素（每100 克巧克力含410 微克镁），而镁具有安神和抗忧郁的作用，很多医生甚至把巧克力作为抗轻微忧郁症的天然药物。

无论如何，巧克力都是高能量、高热量的食物，如果不加控制的肆意摄入，必然会导致一系列的疾病，因此，无论是纯可可脂巧克力还是代可可脂巧克力，都要控制摄入量。

水果干不是水果的精华

❦

脱水蔬果干香脆甜美，人们又以为它由天然蔬果脱水制成，营养健康，所以常常一吃就放不下。然而分析结果显示，每 100 克香蕉片含脂肪 30.9 克，脂肪含量大约是牛肉的 8 倍！再加上香蕉片含糖量达到 60%，因此 100 克中就有热量 528 千卡，相当于 4 碗多米饭！专家解释，这些蔬果干的脱水过程都需要经过油炸，含大量的油脂并不奇怪。排在香蕉片后面的隐形脂肪大户是蔬菜片和苹果片，尤其是蔬菜片，不但脂肪含量高，而且含盐量也不小。

坚果脂肪最多

❦

对于爱吃零食的现代人来说，什么零食含脂肪最多是许多人最关心的问题。研究显示，含脂肪最高的不是巧克力，而是我们认为应该属于健康食品的"坚果"。其中，含量最高的是夏威夷豆和杏仁，每 100 克含脂肪分别为 76.8 克和 57.5 克，其余的坚果如葵花子、榛子等，含脂肪都将近 50%。大连营养学会常务理事、大连市中心医院营养部主任营养师王兴国告诉《生命时报》记者，坚果富含不饱和脂肪酸，对保护心脏、抗衰老等都有很大好处。但吃坚果一定不能过量，每周不要超过 50 克。目前市场上的坚果制作方法、口味不一，但总体来说，原味的要比甜的或咸、辣等口味的好，熟的要比生的好，煮的、烤的要比油炸的好。

方便面要少吃

方便面是许多学生和白领喜欢的一种食品，它既可以当点心、消夜，又可以当正餐，而且食用方便，非常适合我们。尤其是不少年轻人，因为工作压力大，既没有那么多对于身材的顾虑，又对饮食马马虎虎，方便面更是他们的"宠儿"，经常会在家里放上几包。

但是，由于方便面是经过油炸后干燥密封包装而成。尽管现在很多方便面都号称不是油炸的，但多少都会含有食用油，因此，放置的时间一长，方便面之中的油脂就会被空气氧化分解，生成有毒的醛类过氧化物。吃了这种油已变质的方便面，会给你带来意想不到的危害，比如引起头晕、头痛、发热、呕吐、腹泻等中毒现象。

还有，由于年轻人工作繁忙或者学业紧张，放在家里的方便面经常会超过了保质期而没有注意到，误食之后很有可能带来麻烦。

除了上述原因之外，个别厂家包装质量不过关，以至于方便面的包装破裂、封闭不严、存放时间过长，也有被细菌、毒物污染的可能。因此，方便面的卫生不容忽视。一般要根据需要量来决定购买数量，一次不宜存放过多，存放的时间不宜太长，要选购包装完好、商标明确、厂家清楚的。包装破裂就意味着方便面容易被污染，同时包装破裂又会加速方便面氧化变质的速度。

即便是包装完整的，我们在食用前也要检查一下，除要注意保质期以外，还要看看面饼的质量，如果发现面饼的表面变色、生有霉菌、有虫蛀鼠咬过的痕迹时，说明面已经变质，不能再吃了。如果闻到有"哈喇"味，入口有辣味或其他异味的时候，说明油已经变质了，也不能食用。

由于方便面营养成分单一，所以即使是在保质期内的方便面，如果长期用来替代主食，而不添加任何其他食品，就很容易导致人体营养缺乏，对健康极为不利。

儿童零食要谨慎选择

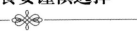

相比较大人来说，儿童更喜欢吃零食，但是我们知道，孩子们正在生长发育时期，如果随便摄入一些零食，往往会导致孩子的健康受损，以下几种零食，就是作为家长的我们应该为自己避开的零食。

1. 含糖谷物食品。甜麦片、甜甜圈、芝士条、能量棒等零食表面涂满糖浆，用精制面粉做成，维生素、矿物质及食物纤维含量甚少，多吃无益。这种零食在日常生活中可以换成无糖麦片、全麦面包等，再加个水果，对孩子来说才是健康的选择。

2. 酥饼。酥饼等糕点的原料多是精制面粉，含油、糖及防腐剂，维生素和矿物质很少。常吃这些对成长不利。这种零食可以换成自制全麦面包，夹上新鲜的水果片，是很健康的早餐和日常辅食。

3. 蜜饯、果干、水果糖。这些都号称由真正水果做成，但必须指出，多数水果糖只含少量果汁，其余全是糖、色素。水果干、蜜饯在制作中也会添加糖、油及防腐剂。这种零食在日常生活中可以换成无任何添加的纯果干，或者直接吃水果。

4. 热狗或汉堡。热狗、汉堡为延长保质期，通常添加亚硝酸盐，且多含饱和脂肪、糖分，不利于心脏健康和保持正常体重。这种零食在日常生活中可以换成全麦面包夹鸡肉，是较健康的替代品。

5. 盒装果汁。盒装果汁外观艳丽、饮用方便，颇受欢迎。如果看盒身就会发现，排前面的原料通常不是水果，而是水、砂糖，这意味着果汁纯度不高，营养有限。这种零食在日常生活中可以换成100%纯果汁或吃水果。

薯条薯片过量食用伤心脏

最新医学统计结果显示，全世界大概有30%以上的心脏病发作与过量摄入大量的薯条薯片有着密切关系。之所以会这样，主要有以下几个原因：

1. 薯条薯片含有大量的反式脂肪酸，人体摄入这种物质的量越高，心脏病发作乃至猝死的危险就越大。这是因为反式脂肪酸进入体内之后，不但难以被人体分解利用，而且会像垃圾一样阻塞血管，最终导致血栓的出现。

2. 反式脂肪酸还会堆积在血管壁上，导致血管壁变得又硬又脆，两方面的危害夹击之下，就容易导致血管破裂，产生意外。

3. 薯条薯片由于含水少，而且十分干燥坚硬，所以难以消化。长期食用这些不但会给肠胃造成大量的负担，而且会导致大量本来应该流向心脏的血液流向肠胃，导致心脏缺血。

4. 大多数薯条薯片都比较干，比较硬，在消化这些食品的时候，需要消耗人体大量的津液，使得本来就属火的心脏更干更燥，长此以往，必然会导致种种心脏疾病。

5. 高温油炸的烹调方式易使食物中的营养物质，尤其是维生素受到严重损失。因此，油炸食物味道虽好，实际上却是没有什么营养的垃圾食品。

现在大多数薯条薯片所用的油都是多次使用的，其中含有大量的致癌物质，加上薯条薯片在下锅之前往往会出于色泽和口味的需要添加亚硝酸盐进行腌制，而这些物质都会对我们的身体造成危害，尤其会间接或者直接严重损害心脏健康。

蒌蒿伤肾脏

我国的古代诗句当中，有这样一句话："蒌蒿满地芦芽短，正是河豚欲上时。"由此可见，蒌蒿在古代就是人们喜爱的食材了，但是大家也许不知道，蒌蒿会对肾脏有很大的伤害。

蒌蒿一直是我国民间的传统美食，很多人尤其喜欢吃新鲜蒌蒿，但是新鲜蒌蒿当中有很多毒素，如果误食未经处理的新鲜蒌蒿的话，轻则口舌发麻，重则危及肾脏以及生命。

正是因此，我们在食用蒌蒿的时候，务必要经过一系列的处理之后再"进口"，即使是新鲜的蒌蒿，也要热油长时间爆炒之后，让毒性降低之后再食用。

养胃饼干未必"养胃"

现在，市面上出现了很多含有中药成分的饼干，并且号称这些饼干有养胃助消化等保健功能。

事实上，这些饼干当中所含的中药成分是否具有养胃的功能目前尚无定论，但是由于这些饼干当中的中药成分含量有限，所以有多少中药成分能够吃到消费者的肚子里被消费者吸收都是未知数。何况，大多数饼干都是热加工而成的，所以必然会在加工过程中损失营养成分。再加上，产品本身中也包含一些油类及脂肪，人们摄入有益成分的同时也会吸收对人体不利的成分，并不建议天天食用。何况，很多饼干包装上建议胃病患者"每天食用两到三包"，这样不仅无益处，反而会有害。

也正是因此，吃养胃饼干养胃，并不科学，千万不要盲从。

肉干并不健康

目前市面上的肉干，大多是肉或鱼经过调味和干燥制成的产品。由于水分含量的降低，其中的营养物质得到浓缩，蛋白质含量高达45%以上。所以，从某种意义上说，肉干是补充蛋白质的好食物。

正是因此，在正餐缺乏蛋白质食品时，或是用面包、凉皮、方便面之类的碳水化合物充饥时，加点肉干鱼干做零食，可以有效地补充营养。出门旅游的时候适当吃一些，也有利于维持体能。不过，如果以为吃肉干和鱼干越多越好，那可就想错了。

我们必须知道肉干是一种热能较高的食品，多吃它与多吃肉没有区别。如今的肉干脂肪含量都不少，多吃对减肥不利，还会增加饱和脂肪酸的摄入量。

最为重要的是，鱼干、鱿鱼丝之类食品中，由于加工工艺的原因，其中含有较多的"亚硝胺"，它是一种强致癌物，是蛋白质分解产物和亚硝酸盐结合的结果。偶尔少量食用，还不致发生危害，但如果经常大量地吃鱼干，或是加工鱼干的原料不新鲜，就很可能导致亚硝胺摄入过量。

另外，绝大多数肉干为了便于保存，鱼干和肉干里都加了不少盐和砂糖，吃起来会带来额外的钠，对慢性病人非常不利，还可能加剧浮肿、眼袋和经前期不适。尤其是肾脏病人和体内湿热严重的病人，更不适合吃肉干。

正如前文中所说的鱼干和肉干中所含的大量蛋白质，但是只有少量的蛋白质在一定程度上对人体有好处。如果蛋白质太多，超过了人体的利用能力，就会在体内形成氨、尿素等一系列代谢废物，增加肝肾的负担。消化吸收不完的蛋白质会促进肠道腐败菌的繁殖，在肠中形成粪臭素，甚至致癌物质。尤其是在夏天，过多地吃肉干这种蛋白质和盐分过高的食品，会造成口渴，加剧脱水。由于大量蛋白质会增加身体的产热量，故而酷暑时应少吃这类食品。如果吃了鱼干或肉干，应当多喝水、豆汤或淡茶，并增加蔬菜水果的摄入量。

奶片其实没有那么营养

市面上有很多品牌的牛奶干吃片，大多数商家还打出宣传语："一板奶片等于一杯鲜奶"，但是实际上，真正的奶片并没有那么营养。

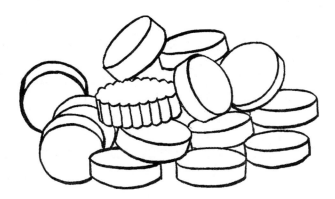

首先，我们都知道奶片的配料主要是奶粉和麦芽糖，它是由这些成分混合之后在脱水工艺下加入某些凝固剂加工而成。因此，奶片的主要营养成分是碳水化合物、脂肪等，食用奶片已无法享受到真正新鲜牛奶的风味，并且在加工过程中，高温会破坏其中的多种营养成分，彻底改变乳清蛋白的性质，因此，必然导致营养的损失。

与鲜奶相比，奶片也有自己的优点，例如可随身携带，无须冷藏，无须加热食用等等。

但是，关于奶片的"一板相当于一杯鲜奶""在胃中停留时间较长，营养成分的吸收率比液体奶更高"等宣传语，则是商家有意夸大。

虽然，奶片当中，添加了多聚糖、低聚糖等成分，对通肠排便有很大的好处，但所添加的物质无疑会降低奶片中的奶粉含量，影响奶片的营养价值。

鲜牛奶中包含的营养物质比较容易吸收，而奶片中的营养物质含量可能与鲜奶相当，但吸收上肯定不及鲜奶。而且由于经过高温处理，牛奶中的多种营养成分被破坏，并彻底改变了乳清蛋白。而"在胃中停留时间较长，营养成分的吸收率比液体奶更高"、"液态乳品在消化道停留时间短，消化利用率有限"等说法是没有科学根据的。

更为严重的是，奶片在加工过程中，为了增加口味和延长保存期还添加了不少香料、防腐剂等添加剂，不但营养价值不高，而且吃进后容易造成体内渗透压增高，这些添加剂对儿童的身体容易造成损害。

虽然，绝大多数的奶片的包装上都注明主要配料为鲜牛奶、奶粉、牛初乳以及各种糖，但并没有明确说明鲜奶含量有多少，因此其真实营养价值值得商榷。

另外，鲜牛奶中除含有高质量的钙外，还含有蛋白质、铁、维生素B等多种营养物质，这些都是奶片无法代替的。从吸收的角度看，鲜牛奶中包含的钙等营养物质较容易被人体吸收，而牛奶片在烘干和压制等生产过程中，其中的钙等营养物质已经固化，并且经过多道生产工序的挤压，所以人体对其的吸收率远没有鲜牛奶高。尤其是对于消化系统较弱的儿童和老人来说，奶片中的固化钙很可能聚集、沉淀在肝脏、肾脏等处，最终形成结石。因此，奶片不仅不能作为替代牛奶的补钙食品，而且多吃反而对身体有害。

吃零食应该避免以下习惯

很多人吃零食的时候，往往会有一些习惯。这些习惯，不但不能为我们的身体增加能量，还会危害我们的身体健康。这些不好的习惯，主要包括以下几类。

吃零食不爱喝水

大多数零食是干燥制品，因此吃零食的时候必然会导致体内水分缺乏，如果人体不能及时得到补水或者补充水分不足，会导致神经中枢产生渴感，因此会有要"冒火"的感觉。此外，不爱喝水的后果还包括身体内的废物不能及时排出，毒素的长期积累甚至会让我们口舌生疮。

刚出锅的食物要趁热吃

相信很多人都有让自己趁热饮食的习惯，实际上，刚出锅的高温食物容易使自己的咽部黏膜充血，在吞咽时有喉咙痛、异物感。长期下来，自己很有可能让热毒堆积在体内。严重的话，高温还会对心脏造成危害和刺激，也就是常说的"烫嘴烫心"。为了避免这种情况，我们对自己吃的食物应该温热入口，避免太烫，同时提醒自己多喝水。

多吃烤坚果有益身体健康

烤瓜子、烤杏仁等烤制的坚果往往太干或太咸，因为这类干果香味诱人，所以不知不觉就会食用过量。在食用后，容易引起口干舌燥、口腔肿痛、腹胀、烦躁等上火症状。

因此，我们在吃瓜子、杏仁等坚果时，应该尽量选择生的，以及原味的。如果妈妈们可以为孩子烹煮坚果，并在其中加一些菊花、甘草等中草药，那就更好不过了。此外，在吃坚果后要多喝水或多吃水果，这样能够降低上火的风险。

不爱吃蔬菜水果

不少人喜欢吃大鱼大肉，以为大鱼大肉就是强身健体的最佳食物，其实不然，如果每天大鱼大肉，而不常吃些蔬菜水果的话，就很容易缺乏维生素 C，造成牙龈、黏膜出血等上火症状。

事实上，蔬菜水果中含有丰富的营养，是所有人的发育过程中不可缺少的食物，我们在日常生活中应该多吃，以补充必需的营养物质。如果不爱吃蔬果的话，我们可以将它们打成蔬果汁，或者与肉拌在一起做成包子、饺子的肉馅。

过量食用甜食

许多人喜欢吃甜甜的蛋糕、凉爽的雪糕和香甜的水果，可是，如果一次吃太多的甜食，会加剧上火的症状。除此之外，长期吃太多甜食，会大量消耗体内的 B 族维生素，而出现舌炎、口角炎、眼痛等"上火"的症状。此外，甜食会影响食欲，加重口渴，让人胃胀不想吃东西。这样又会妨碍摄入营养丰富的其他食物，让上火症状加剧。

为了自己的身体健康，我们一定要严格控制自己摄入甜食的量，包括不要食用太多糖分高的水果，如荔枝、蜜瓜等。

传统的解暑饮料绿豆汤不但能补充随汗水流失的矿物质，还能帮助人体吸收因吃甜而消耗的 B 族维生素，非常值得推荐。

吃海鲜不适量

过量食用海鲜不仅会使自己过敏，还容易引发上火的症状，导致口干舌燥、口舌生疮等症状。

海鲜的营养丰富，但是千万别不加节制，否则会产生上火、过敏等现象。此外，在给自己烹饪海鲜时，尽可能选择蒸、煮等方式，避免烤、油炸、炒，这样可以减少上火的机会。